Neuropsychologie in der neurologischen Frührehabilitation

Fortschritte der Neuropsychologie
Band 26

Neuropsychologie in der neurologischen Frührehabilitation

Dr. Friedrich-Karl von Wedel-Parlow, Dipl.-Psych. Martina Lück

Friedrich-Karl von Wedel-Parlow
Martina Lück

Neuropsychologie in der neurologischen Frührehabilitation

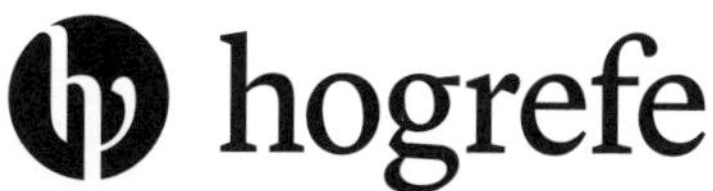

Dr. Friedrich-Karl von Wedel-Parlow, geb. 1949. 1968–1974 Studium der Psychologie in Hamburg. 1975–1978 Wissenschaftlicher Angestellter, Freie und Hansestadt Hamburg. 1978–1983 Studium von Medizin und Romanistik in Hamburg und Coimbra. 1983–1984 Medizinalassistent, Fortaleza. 1984–1992 Wissenschaftlicher Mitarbeiter, Neurologische Universitätsklinik Hamburg-Eppendorf. 1992–1993 Facharzt, Kliniken Schmieder Gailingen. 1993–1998 Oberarzt, Jesteburg und Segeberg. 1998–2010 Chefarzt Neurologie und 2002–2010 Ärztlicher Leiter, DRK-Krankenhaus Middelburg (Holstein), 2002–2014 Heimarzt und Konsiliararzt. 2010–2021 niedergelassener Neurologe.

Dipl.-Psych. Martina Lück, geb. 1975. 1995–2002 Studium der Psychologie in Trier. Wissenschaftliche Mitarbeiterin an der Universität Trier und der University of Reading, Abteilung Kognitive Psychologie und Neurowissenschaften. 2002–2016 Neurologische Klinik Bad Aibling, Arbeitsschwerpunkt Intensivstation und Stroke Unit. Seit 2005 Sprecherin des Arbeitskreises „Frührehabilitation" der Gesellschaft für Neuropsychologie. Seit 2016 Abteilungsleitung Psychologie in der Fachklinik Bad Heilbrunn.

Bibliografische Information der Deutschen Nationalbibliothek
Die Deutsche Nationalbibliothek verzeichnet diese Publikation in der Deutschen Nationalbibliografie; detaillierte bibliografische Daten sind im Internet über http://dnb.dnb.de abrufbar.

Hogrefe Verlag GmbH & Co. KG
Merkelstraße 3
37085 Göttingen
Deutschland
Tel. +49 551 999 50 0
Fax +49 551 999 50 111
info@hogrefe.de
www.hogrefe.de

Satz: Sabine Rosenfeldt, Hogrefe Verlag GmbH & Co. KG, Göttingen
Druck: mediaprint solutions GmbH, Paderborn
Printed in Germany
Auf säurefreiem Papier gedruckt

1. Auflage 2023

(E-Book-ISBN [PDF] 978-3-8409-2907-6; E-Book-ISBN [EPUB] 978-3-8444-2907-7)
ISBN 978-3-8017-2907-3
https://doi.org/10.1026/02907-000

Inhaltsverzeichnis

1 Besonderheiten der neurologischen Frührehabilitation

1.1 Einleitung

1.1.1 Was ist Frührehabilitation?

Unter Frührehabilitation wird im engeren Sinne die Neurologisch-Neurochirurgische Frührehabilitation (NNFR) verstanden, die bereits auf Intensivstationen und Stroke Units beginnt und dann in speziellen Stationen für Frührehabilitation weitergeführt wird. Der Unterschied zu anderen Formen der Rehabilitation ergibt sich aus der Unselbständigkeit und Pflegebedürftigkeit der Betroffenen. Historisch waren Voraussetzungen zunächst ein hochentwickeltes Rettungswesen und Fortschritte der Intensivmedizin. Erst dadurch konnten Menschen mit schwersten Schädel-Hirn-Verletzungen überleben. Schon früh förderten Neurochirurgen die Einbeziehung von Psycholog:innen in die frühe Versorgung der Betroffenen: ab 1948 durch eine Arbeitsgemeinschaft, dann 1970 als interdisziplinäre Deutsche Gesellschaft für Neurotraumatologie und Klinische Hirnpathologie (heute DGNKN). Von psychologischer Seite wurde in der Gesellschaft für Neuropsychologie (GNP) der Arbeitskreis Frührehabilitation 1993 eingerichtet, der erweiterte Leitlinien für Psychologische Diagnostik und Therapie in der Frührehabilitation entwickelt hat.

Die NNFR war zunächst vor allem für junge Schädel-Hirn-Verletzte konzipiert. Mittlerweile werden multimorbide Schwerstgeschädigte mit verschiedensten Erkrankungen oder Verletzungen des zentralen sowie des peripheren Nervensystems behandelt. Für diese Kranken ist ein früher Zeitpunkt der Rehabilitation zwingend erforderlich. Es hat sich gezeigt, dass infolge der Neuroplastizität die Schäden im Zentralnervensystem (ZNS) in den ersten Monaten am stärksten beeinflussbar sind (Krakauer et al., 2012). Nach Schädigung kann Restitution, zumindest Kompensation erreicht werden, alternativ wird im ungünstigsten Falle Nichtgebrauch (non-use) der verbliebenen Möglichkeiten erlernt. Nicht nur im ZNS, sondern auch im peripheren Nervensystem kommt es durch Immobilität zu Sekundärschäden wie Muskelatrophien. Die akute Erkrankung sowie zusätzlich intensivmedizinische Maßnahmen wie maschinelle Beatmung begünstigen die Entwicklung von Nerv- und Muskelschäden in der Form von Critical-Illness-Neuropathie (CIP) und -Myopathie (CIM).

Letzteres betrifft in unterschiedlichem Maße auch Patient:innen ohne primäre Schädigung des Nervensystems. Dies hat in den letzten Jahren dazu geführt, dass Menschen nach schweren internistischen Erkrankungen mit CIP vermehrt in die NNFR verlegt werden, dass aber auch Konzepte der NNFR vermehrt in der allgemeinen Intensivmedizin Einzug halten, neben der frühen Mobilisierung zum Beispiel das systematische Schlucktraining. Die NNFR wird somit zunehmend schon im Rahmen der neurologischen Akutbehandlung begonnen, auf den Intensivstationen, aber insbesondere in den Stroke Units, die in den letzten Jahren flächendeckend eingerichtet worden sind.

1.1.2 Konzepte, Interdisziplinäre Arbeit

Das Spezifische der NNFR ist, dass die Behandelten im Unterschied zu z. B. geriatrischer Frühbehandlung anfangs wenig bis gar nicht kooperationsfähig sind. Mangelnde Kooperationsfähigkeit ergibt sich einerseits aus der reduzierten Mobilität und Wachheit der Betroffenen, zum anderen aus der meist fehlenden oder zumindest unzureichenden Kommunikationsfähigkeit (v. a. bei intensivmedizinischen Maßnahmen wie Intubation, Tracheotomie, intermittierende Beatmung) sowie Immobilisierung zur Sicherung von Zugängen für Infusion und Ernährung. Dies stellt hohe Anforderungen an die Arbeit der Behandelnden, insbesondere an die interdisziplinäre Zusammenarbeit und Koordination der Therapie. In wöchentlichen Treffen werden gemeinsame Ziele ermittelt. Zu Beginn der Behandlung ist die Prognose oft noch nicht sicher abschätzbar, so dass zunächst realistische Teilziele bestimmt werden müssen, häufig für Zeiträume von ein bis zwei Wochen. Kontinuierliche und genaue Beobachtung der Patient:innen ist erforderlich, um aus dem Zustand eine plausible Prognose ermitteln zu können. Da die Betroffenen anfangs oft nicht gezielt und absichtsvoll reagieren können, ist die Erfassung ungezielter Aktionen und Reaktionen durch das gesamte Team besonders aussagekräftig. Umfassende Diagnostik ist auch Teil der Therapie, die Reaktionen der Behandelten auf die Interventionen sind zu beobachten – die Diagnostik ist ein interaktiver Prozess. Eine genaue Dokumentation ermöglicht es, den Fortschritt und die Möglichkeiten der Entwicklung abzuschätzen.

Frührehabilitation erfordert interdisziplinäres Arbeiten

Die Entwicklung der Betroffenen ist nicht stetig, Verschlechterungen des medizinischen Zustands können rasch eintreten. Vom Team der Behandelnden wird hohe Flexibilität und Koordination gefordert. Dies erfordert einen besonders aktiven Austausch zwischen allen Behandelnden der beteiligten Berufsgruppen. Die meiste Zeit am Krankenbett verbringen die Pflegekräfte. Weitere beteiligte Berufsgruppen sind Ärzt:innen und Therapeut:innen, in der Regel aus den Berufsgruppen Physiotherapie, Ergotherapie, Logopädie, in unterschiedlichem Maße Neuropsychologie, bei Kindern auch Neuropädagogik, und je nach Gegebenheiten weitere wie Musiktherapie, Physikalische Therapie oder andere.

1.2 Epidemiologische Daten

1.2.1 Phasenmodell der neurologischen Rehabilitation

Die genaue Definition der Frührehabilitation folgt dem allgemein anerkannten Phasenmodell, das von der Bundesarbeitsgemeinschaft medizinisch-beruflicher Rehabilitationszentren (BAR) definiert worden ist (BAR, 1995).

Das Phasenmodell der neurologischen Rehabilitation ist in Deutschland definiert wie in der Tabelle 1 dargestellt (für die Berufsgenossenschaften weichen die Phasen etwas ab, das Modell ist aber prinzipiell gleichartig).

Tabelle 1: Phasenmodell der Neurologischen Rehabilitation in Deutschland, nach: Verband Deutscher Rentenversicherungsträger 1994, modifiziert in Bundesarbeitsgemeinschaft für Rehabilitation 1995

Phase A	Akutbehandlung	in Akutklinik
Phase B	Frührehabilitation	in Akut- und Frührehabilitationsklinik
Phase C	Weiterführende Rehab.	nach Wegfall der Kriterien für Phase B
Phase D	Anschluss-Rehabilitation	bei mobilisierten Patient:innen
Phase E	Schulische/Berufl. Rehab.	in der Regel ambulante Maßnahmen
Phase F	Langzeitrehabilitation	im Pflegeheim mit kontinuierlicher Therapie

Anmerkung: Neu hinzugefügt inoffiziell Phase G – Betreutes Wohnen

Phase A bezeichnet die Akutbehandlung, bei der noch lebenserhaltende und stabilisierende medizinische Maßnahmen im Vordergrund stehen. Bei Patient:innen der NNFR erfolgt diese auf Intensivstationen (ITS), bei stabileren Patienten teilweise auf Intermediate Care Stationen (mit geringerem intensivmedizinischem Aufwand). Frührehabilitative Maßnahmen wie die Untersuchung und Behandlung von Schluckstörungen, aber auch Frühmobilisation, werden zunehmend bereits in Phase A auf ITS angewendet. Sobald diese in den Vordergrund treten, ist die Verlegung in die eigentliche Frührehabilitation indiziert. Etliche akutmedizinische Kliniken haben dafür eigene Stationen für Neurologische Frührehabilitation etabliert. In der Regel erfolgt aber für die Frührehabilitation der Phase B die Verlegung in die spezialisierten Kliniken der NNFR.

Eine Sonderstellung haben die *Stroke Units,* spezielle Stationen zur Überwachung und Behandlung von Schlaganfällen. Leistungsrechtlich sind dies Einrichtungen der Akutmedizin, dabei sind jedoch im Rahmen des Möglichen früh erste Maßnahmen der Mobilisation und der Therapie von Sprech- und Schluckstörungen integriert, schon bevor ein Transfer in die Rehabilitation erfolgen kann. Der Aufenthalt auf Stroke Units ist zeitlich eng

Tabelle 2: Kriterien für Frührehabilitation und weiterführende Rehabilitation (von Wedel-Parlow et al., 2010)

Voraussetzungen für Phase B	Voraussetzungen für Phase C
Akutversorgung abgeschlossen	keine intensivmediz. Überwachung mehr
aktuell keine Operation erforderlich	Mitarbeit in Therapien für 30 min möglich
keine drohende Hirndrucksteigerung	Teilmobilisierung (2 Stunden im Rollstuhl)
keine Sepsis, keine Osteomyelitis	Unselbständigkeit ohne Krankenpflege
nicht mehr kontrolliert beatmet	Kooperationsfähigkeit
Herz/Kreislauf im Liegen stabil	zeitlich begrenzter Aufsichtsbedarf (evtl.)
unfähig zur kooperativen Mitarbeit	keine Weglauftendenz
voll von pflegerischer Hilfe abhängig	keine aggressiven Durchbrüche
Sondenernährung notwendig (in der Regel)	Kleingruppenfähigkeit (3 bis 5 Personen)
Blasen-/Darm-Inkontinenz (in der Regel)	Kommunikationsfähigkeit (evtl. Hilfsmittel)
Gefährdung durch psych. Störung (evtl.)	Pflegebedarf unter 4 bis 5 Stunden pro Tag
bestehende Begleiterkrankungen dürfen die Mobilisierung nicht verhindern	bestehende Begleiterkrankungen dürfen die Mobilisierung nicht verhindern

begrenzt, dementsprechend sind die Therapien in der Folge in der NNFR fortzusetzen.

Phase B ist die Bezeichnung für die eigentliche Frührehabilitation. Die Voraussetzungen für Aufnahme in die Phase B sind definiert, ebenso wie die Kriterien für Entlassung und Weiterverlegung in die nachfolgende Phase C, die weiterführende Rehabilitation (Tabelle 2).

Wie der Tabelle zu entnehmen ist, müssen die Kranken Mindestvoraussetzungen für Verlegung aus der Akutphase bzw. für Erreichung der Kriterien für Phase C erreichen. Oft sind nicht alle Kriterien gleichermaßen erfüllt. Die Behandlung in Phase B erfordert eine Kostenzusage des Kostenträgers, die normalerweise zeitlich begrenzt für wenige Wochen gewährt wird. Für Verlängerungen sind Anträge zu stellen, in denen der Stand der Behandlung zu erläutern ist. In Deutschland besteht die Vereinbarung, den Zustand der Betroffenen anhand des Frühreha-Barthel-Index (FRB) nach Schönle (1995) zu dokumentieren, der vom messtheoretischen Ansatz problematisch ist, sich aber in der Praxis gut bewährt (Tabelle 3).

Tabelle 3: Frühreha-Barthel-Index, nach Schönle, 1995 (gekürzt)

Punkte für Fähigkeiten (jeweils maximal)	Punktabzug für Beeinträchtigungen
+ 10 Essen und Trinken	– 50 intensivmedizinische Überwachung
+ 10 Umsteigen aus Rollstuhl ins Bett	– 50 absaugpflichtiges Tracheostoma
+ 5 Waschen und persönliche Pflege	– 50 intermittierende Beatmung
+ 10 Benutzen der Toilette	– 50 beaufsichtigungspfl. Verhaltensstörung
+ 5 Baden und Duschen	– 50 beaufsichtigungspfl. Orientierungsstör.
+ 15 Gehen auf ebenem Untergrund	– 50 schwere Verständigungsstörung
+ 10 Treppenauf- und absteigen	– 50 beaufsichtigungspfl. Schluckstör.
+ 10 An- und Ausziehen	
+ 10 Stuhlkontrolle	
+ 10 Harnkontrolle	

Patient:innen der Frührehabilitation sind noch unfähig zur kooperativen Mitarbeit

In der Frührehabilitation verbleibt, wer nach Zusammenrechnen 30 Punkte oder weniger hat – Leistungsschwankungen und Unklarheiten führen oft zu Nachverhandlungen. Diese sind vom Medizinischen Dienst der Krankenversicherung (MDK) zu beurteilen. Bei Sonderfällen spielen Dauer und Erfolg der Behandlung eine Rolle. Allgemein werden einige Wochen bis wenige Monate bewilligt, bei Kindern und Jugendlichen auch längere Zeiträume. Werden mehr als 30 Punkte erreicht, soll die Weiterbehandlung in Phase C erfolgen. Werden sie nicht erreicht, ist die Entlassung in die Phase F angezeigt, siehe dazu weiter unten.

Die NNFR der Phase B ist gemäß § 39 des SGB V (Sozialgesetzbuch V) eine reguläre Krankenhausbehandlung, die von Krankenversicherungen (oder anderen Kostenträgern wie etwa Berufsgenossenschaften) zu erstatten ist. Die Zuständigkeiten für weiterführende Rehabilitation sind dagegen abhängig vom Einzelfall. Teilweise ist dann die Rentenversicherung zuständig, vor allem bei Erwerbstätigen mit positiver Erwerbsprognose.

Seit 2004 erfolgt in Deutschland die Abrechnung der Krankenhausbehandlung mit Krankenkassen und anderen Kostenträgern nach dem System der Diagnosis Related Groups (DRG), nach denen einzelne Krankheitsgruppen definiert sind (InEK, 2019). Im zugehörigen Operationen- und Prozedurenschlüssel (OPS) sind für die Behandlung in der Neurologisch-Neurochirurgischen Frührehabilitation Mindestanforderungen im OPS 8-552 festgelegt.

Tabelle 4: Mindestmerkmale OPS 8–552 neurologisch-neurochirurgische Frührehabilitation (gekürzt)

Ärztliche Leitung	Frührehateam unter ärztlicher Leitung (mit mindestens 3-jähriger Erfahrung in der NNFR)
Frühreha-Assessment	standardisiertes Assessment zur Erfassung der Defizite in mindestens 5 Bereichen (Bewusstseinslage, Kommunikation, Kognition, Mobilität, Selbsthilfefähigkeit, Verhalten, Emotion)
Teambesprechungen	wöchentliche Teambesprechung mit wochenbezogener Dokumentation
Therapeutische Pflege	aktivierend-therapeutische Pflege durch besonders geschultes Pflegepersonal
Therapeutische Disziplinen	Einsatz von folgenden Therapiebereichen: Physiotherapie/Krankengymnastik, Physikalische Therapie, Ergotherapie, Neuropsychologie, Logopädie/fazioorale Therapie und/oder therapeutische Pflege (Waschtraining, Anziehtraining, Esstraining, Kontinenztraining, Orientierungstraining, Schlucktraining, Tracheostomamanagement u.a.) mindestens 300 Minuten täglich im Durchschnitt der Behandlungsdauer

Da die Pflege sehr zeitaufwendig ist, wird zusätzlich von den Fachgesellschaften gefordert, dass von den 300 Minuten täglicher Therapie mindestens im Durchschnitt 100 Minuten spezifische funktionstherapeutische Maßnahmen in den verschiedenen Therapiebereichen erfolgen.

Für die Dauer der NNFR ist im OPS 8-552 ein Zeitraum von einer bis acht Wochen vorgesehen, längere Behandlungsdauern sind möglich und nicht selten, aber im Einzelfall mit den Kostenträgern zu verhandeln. In der Praxis liegt die Behandlungsdauer eher bei acht Wochen und darüber, bei jüngeren Betroffenen im Einzelfall wesentlich länger.

Bei weiter fortschreitender Besserung kann bei mobilisierten Patient:innen nach *Phase C* eine Maßnahme der *Phase D* angeschlossen werden. Kostenträger ist bei Erwerbstätigen meist die Rentenversicherung, sonst die Krankenkassen. Bei Berufsunfällen ist meist die Berufsgenossenschaft (BG) zuständig, die alle Phasen übernimmt, teilweise in eigenen Kliniken. Die *Phase E*, die stationär oder ambulant durchgeführt werden kann, umfasst vielfältige Angebote zur Wiedereingliederung in Schule und Beruf sowie Maßnahmen zur Sicherung der Teilhabe auch für nicht mehr erwerbsfähige Menschen.

Wurden in der Phase B keine relevanten Verbesserungen erreicht, erfolgt idealerweise eine Verlegung in eine Langzeitrehabilitation der *Phase F*. Vereinzelt machen in diesem Setting die Menschen noch weiterhin Fortschritte, so dass sie in *Phase G* wechseln und somit in Einrichtungen mit betreutem Wohnen leben können. Dieses Phasenmodell beschreibt den idealen Rehabilitationsverlauf, der leider immer noch nicht überall in Deutschland angeboten werden kann. In anderen Staaten ist die Verfügbarkeit aller Instanzen unterschiedlich, nur in wenigen Ländern ähnlich gut.

1.2.2 Aktuelle Patientenzahlen und Bettenstrukturen

Gegenwärtig werden in Deutschland zwischen 5000 und 6000 Betten für die NNFR vorgehalten, eine offizielle Statistik gibt es nicht. Eine Analyse der Krankenhausplanungen der deutschen Bundesländer nannte 2012 eine geplante Bettenzahl über 5000 in 107 Krankenhäusern, die Zahl dürfte sich weiter erhöht haben. Die Deutsche Gesellschaft für Neurorehabilitation (DGNR) hat 2021 mit einer Erhebung bei den Kliniken begonnen, deren Ergebnisse nach Auswertung publiziert werden sollen (https://www.dgnr.de). Berücksichtigt werden Betten in den entsprechenden Abteilungen der Rehabilitationskliniken sowie in den von Krankenhäusern der Regelversorgung eingerichteten Spezialstationen.

Hinzu kommen die Plätze in den Stroke Units. Da nicht alle Schlaganfall-Patient:innen die oben genannten Kriterien für die Phase B erfüllen, ist eine Zuordnung zur eigentlichen Frührehabilitation im Sinne der NNFR schwierig. Soweit erforderlich und möglich, sollten die in Frage kommenden Patient:innen anschließend in Phase-B-Abteilungen verlegt werden. Eine statistische Erhebung in Niedersachsen und Bremen zeigte allerdings 2017, dass nur die Hälfte der in Frage kommenden Betroffenen einen Phase-B-Platz bekommen konnten, dies galt ähnlich für Patient:innen mit anderen Diagnosen (Roesner et al., 2019). Daraus lässt sich schließen, dass trotz gut ausgebauter Strukturen die Bettenzahl für Phase B immer noch nicht ausreichend ist.

1.2.3 Altersstruktur und Multimorbidität

In den vergangenen dreißig Jahren hat sich das Spektrum der Patient:innen in der NNFR grundlegend gewandelt. Die Erfahrungen haben gezeigt, dass die Frührehabilitation nicht nur bei jungen Schädel-Hirn-Trauma-Opfern, sondern auch bei anderen Krankheitsbildern und älteren Menschen erfolgreich sein und die Pflegebedürftigkeit reduzieren kann.

Ältere und von Schlaganfall Betroffene stellen einen zunehmenden Anteil dar

Wirksam sind auch soziale und demographische Veränderungen. Die Zahl der Schwerverletzten im Straßenverkehr hat abgenommen, die Bevölkerung altert, und damit steigt auch der Bedarf, alte Menschen nicht als Pflegefall aus dem Krankenhaus zu entlassen. Das durchschnittliche Alter der aufgenommenen Patient:innen liegt mittlerweile bei über 68 Jahren. Dazu trägt

Tabelle 5: Häufigste Aufnahmediagnosen der NNFR nach Pohl et al., 2016 (auszugsweise, vereinfacht)

Hirninfarkt (ischämischer Schlaganfall)	31.7 %
Critical-Illness-Polyneuropathie	17.1 %
Nichttraumatische Hirnblutung	14.9 %
Schädel-Hirn-Trauma	11.5 %
Subarachnoidalblutung	5.5 %
Querschnittlähmung	3.7 %
Hirntumor	2.8 %
Guillain-Barré-Syndrom (GBS), andere Neuropathie	0.3 %

vor allem der mittlerweile hohe Anteil von Schlaganfällen bei. Die zur Aufnahme führenden Diagnosen in der NNFR sind in Tabelle 5 erkennbar.

Ischämische Infarkte machen inzwischen fast ein Drittel der Aufnahmen aus. Werden die nichttraumatischen Blutungen und Subarachnoidalblutungen hinzugerechnet, sind rund die Hälfte zerebrovaskuläre Erkrankungen. Ein Schädel-Hirn-Trauma (SHT) hat nurmehr knapp ein Achtel der Behandelten. Der hohe Anteil Kranker mit Critical-Illness-Polyneuropathie bei überwiegend nicht-neurologischen Grunderkrankungen umfasst Kranke mit schweren Krankheitsverläufen, insbesondere nach Sepsis. Infolge dieser schweren Verläufe kommt es zu Atrophien und Schäden an Nerven und Muskeln, aber auch zum Fatigue-Syndrom und zu neuropsychologischen Beeinträchtigungen.

In den letzten Jahren hat sich gezeigt, dass solche Patient:innen von dem hohen Aufwand der NNFR profitieren können. Inzwischen wird, wenngleich kontrovers, das Konzept einer interdisziplinären Frührehabilitation diskutiert. Im Vergleich zu den Verhältnissen vor rund zwanzig Jahren werden die Patient:innen früher und in kränkerem Zustand aus den Akutkliniken verlegt, was den pflegerischen Aufwand zusätzlich erhöht. Patient:innen der NNFR sind bei Aufnahme und im Verlauf charakterisiert durch intensivmedizinischen Überwachungsbedarf. Ein großer Teil ist noch beatmungspflichtig, die meisten haben mehrere Katheter und Sonden für Medikamentengabe, Ernährung und Ausscheidung. Sprachliche und neuropsychologische Störungen bestehen bei sehr vielen. Die häufigsten Beinträchtigungen sind in Tabelle 6 aufgeführt.

Durch das gestiegene Durchschnittsalter der Betroffenen sind dies zum großen Teil multimorbide Patient:innen, vor allem mit Herz-Kreislauf-Erkrankungen und Diabetes mellitus, im hohen Alter auch vermehrt Nieren-Insuffizienz,

Tabelle 6: Patientencharakteristika der NNFR 2014 nach Pohl et al., 2016 (auszugsweise, vereinfacht)

N = 734 bei Aufnahme	bei Aufnahme in NNFR	bei Entlassung aus NNFR
Beatmung	35.5 %	4.8 %
Zentraler Venenkatheter	23.6 %	3.1 %
Blasenkatheter	84.9 %	57.1 %
Magensonde/PEG/PEJ	58.7 %	42.5 %
Intensivmed. Überwachung	43.4 %	10.7 %
Schluckstörung	61.7 %	29.5 %
Orientierungstörung	16.0 %	12.3 %
Verhaltensstörung	14.7 %	9.1 %
Verständigungsstörung	44.3 %	26.1 %

daneben Schäden an Gelenken und Wirbelsäule. Diese hohe Komorbidität erschwert die Mobilisierung und erhöht den Behandlungsaufwand.

1.2.4 Prognosemöglichkeit und Nachsorgesituation

Ein nennenswerter Anteil der Behandelten muss während der Behandlung in der NNFR ein- oder selten mehrmals zu Interventionen in Akutkrankenhäuser verlegt werden, zum einen wegen vor Ort nicht beherrschbarer zusätzlicher Erkrankungen, zum anderen für neurochirurgische Eingriffe.

Verbesserungen erfolgen nicht stetig und sind individuell sehr variabel

Entscheidend ist, wann und wie konstant mit Fortschritten im Zustand der Betroffenen gerechnet werden kann. Veränderungen im Nervensystem erfolgen nicht schlagartig und nicht gleichförmig kontinuierlich. Theoretische Überlegungen und praktische Erfahrungen zeigen, dass zu Beginn der Behandlung nur geringe Veränderungen zu erwarten sind. Um Netzwerke im Nervensystem zu reaktivieren, müssen zunächst Nervenverbindungen wieder aufgebaut werden, was anfangs nur vereinzelte geringe Veränderungen bewirkt. In dieser Anfangsphase sind für den Beobachtenden unter Umständen noch keine Verhaltensänderungen feststellbar – Veränderungen sind elektrophysiologisch messbar, aber klinisch nicht beobachtbar *(covert behaviour)*. Eine besondere Herausforderung kann sein, dass bestimmte Reaktionen nicht reproduzierbar auftreten, zum Beispiel spricht ein Patient einmalig ein Wort, zeigt dann aber über Tage bis Wochen keine Reaktionen. Auf dieser Stufe sind noch keine sicheren Prognosen möglich. Im ungünstigsten Fall entwickelt sich der Zustand nicht weiter. Meist aber lässt sich mit Hilfe intensiver The-

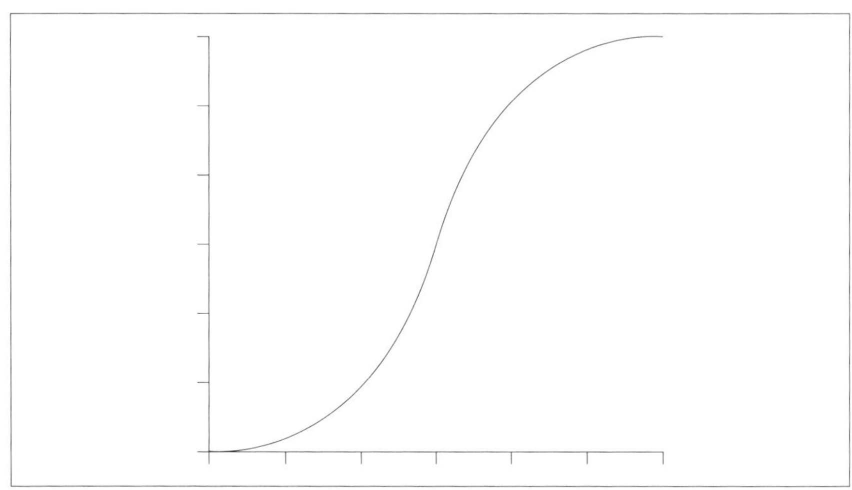

Abbildung 1: Logistische Funktion der Leistungsverbesserung, nach Researchgate.net, Creative Commons Licence CC-BY-ND 4.0

rapie eine Besserung von Reaktionsfähigkeit und Mobilität erreichen, die über mehrere Monate andauert. Wenn das erreichbare Rehabilitationspotential weitgehend ausgeschöpft ist, werden nur noch geringere oder keine Verbesserungen mehr zu verzeichnen sein.

In idealisierter Darstellung lässt sich dieser Verlauf durch eine Kurve beschreiben, die einer logistischen Funktion folgt (Abb. 1). Die Abszisse beschreibt den Zeitgang, die Ordinate die Zunahme der Leistungen des Behandelten. Die beiden Achsen in der Darstellung zeigen keine fest definierten Werte, denn der Fortschritt ist individuell unterschiedlich. Diese Art des Verlaufes lässt sich empirisch bei einer großen Zahl von Fällen belegen (Dauch, 2000; Dobkin, 2005; von Wedel-Parlow et al., 2010).

Praktisch bedeutet dies, dass die Prognose über weite Zeitabschnitte gut möglich ist, aber nicht unbedingt schon zu Beginn. Es sind genügend lange Zeiträume zu gewähren, in denen sich die ersten Veränderungen zeigen sollten. Häufig müssen sich bestimmte kritische Strukturen wie etwa der Hippocampus soweit erholen, dass davon abhängige Netzwerke von Neuronenpopulationen wieder arbeiten können, was nach anfänglicher Stagnation zu raschen Verbesserungen führen kann.

Rund die Hälfte der Behandelten erreicht die Phase C

Die Dauer der Rehabilitation wird bei der Mehrzahl der Patient:innen bestimmt durch Ausmaß und Entwicklung der kognitiven Funktionen, namentlich durch die Bewusstseinslage. Ein wesentlicher Faktor ist das Alter: Jüngere Patient:innen haben eine bessere Prognose, weshalb bei diesen eine längere Behandlungsdauer auch bei anfänglicher Stagnation gerechtfertigt ist. Zieht man die Akut-Verlegungen und Sterbefälle ab, kann die Hälfte der übrigen Behandelten in die Phase C verlegt werden. Dies ist ein Hinweis auf die Erfolge der NNFR, ein Teil der Verbesserungen dürfte allerdings auch auf Spontanbesserungen zurückzuführen sein.

Tabelle 7: Ziele bei Entlassung aus der NNFR nach Pohl et al., 2016 (auszugsweise, vereinfacht)

Phase C-Rehabilitation	37.8 %
Pflegeheim oder Altenheim	21.7 %
– davon Phase-F-Einrichtung	0.7 %
Häusliche Umgebung	14.0 %
– davon mit hohem Pflegeaufwand	2.8 %
Akut-Krankenhaus, Notfall oder Verlegung	13.7 %
verstorben in Phase B	9.6 %

Bei Entlassung aus der NNFR sind rund 8 % der Patient:innen im reaktionslosen Zustand, die meisten sollten nach Möglichkeit in Einrichtungen der Phase F weiterbehandelt werden, was aber offensichtlich nur bei einem Teil erfolgt. Geschätzt wird, dass in Deutschland jedes Jahr mehrere tausend Menschen in reaktionslosem Zustand neu hinzukommen. Während der NNFR versterben rund 10 %. Das Sterberisiko ist erhöht bei Beatmung zum Zeitpunkt der Aufnahme, bei hohem Alter sowie bei längerer Vorbehandlung. Zwar sind die Erfolge der Frührehabilitation in den vergangenen dreißig Jahren größer geworden, die Sterberate bleibt aber relativ konstant, vor allem wegen zunehmend älterer Patient:innen und Rehabilitationsversuchen bei immer schwerer Betroffenen.

2 Störungsbilder der neurologischen Frührehabilitation

2.1 Schädigungsmuster

2.1.1 Hauptläsion Gehirn

Bei Hirnläsionen ist grundsätzlich zu unterscheiden zwischen lokalen und diffusen Schädigungen. Ausgedehnte diffuse Hirnschäden können Folge von Entzündungen sein (Meningitis, Enzephalitis) und treten vornehmlich auf bei hypoxischen und metabolischen Hirnschädigungen. Hypoxische Hirnschäden sind meist Folge von mangelnder Blutversorgung des Gehirns mit resultierendem Sauerstoffmangel. Metabolische Störungen treten am weitaus häufigsten bei Diabetes mellitus auf, und zwar vor allem bei Hypoglykämie. Da der Hirnstoffwechsel direkt auf Energieversorgung angewiesen ist, führt schwere Unterzuckerung zu ähnlich schweren Schäden wie Sauerstoffmangel. In beiden Fällen sind am stärksten die Hirnareale betroffen, die auf dauernd hohe Blutversorgung angewiesen sind: Hippocampus, das gesamte limbische System, die Stammganglien und Teile des Kleinhirns. Dies sind allesamt kritische Strukturen für das Funktionieren ausgedehnter Netzwerke im Hirn, so dass die Schädigungsfolgen teilweise nicht reversibel sind.

Hirnstammläsionen führen zu schwersten Störungen vitaler Funktionen wie Atmung und Wachheit. Kritisch ist der beidseitige Ausfall des hinteren oberen Hirnstammteils (dorsales Mittelhirn), bei vollständigem Ausfall kommt es zum Koma, das aber bei intakter Funktion des übrigen Hirnstamms überlebt werden kann. Der vordere, ventrale Teil des Hirnstammes enthält die langen Bahnen zur Steuerung der Körpermotorik. Bei beidseitigem Ausfall in Höhe der Pons kommt es zur Querschnittlähmung, die auch die Hirnnerven beinhaltet. Atmung, Schlucken und Mimik fallen aus, es resultiert ein *Locked-In-Syndrom,* siehe dazu weiter unten.

Läsionen im Zentralen Nervensystem können lokal oder diffus sein

Bei traumatischen Hirnschädigungen entstehen lokale Blutungen und diffuse mechanische Schäden meist durch Verkehrsunfälle, daneben zum Beispiel durch Stürze oder Sportverletzungen. Diffuse Störungen treten dabei fast immer auf, sie reichen von leichten Gehirnerschütterungen bis zum Bewusstseinsverlust. Der Mechanismus ist vornehmlich das Diffuse Axonale Trauma (DAT), bei dem die Axone der Neuronen verletzt werden, was oft in der Bildgebung nicht unmittelbar zu erkennen ist. Bei Verkehrsunfällen kommt es zu abrupter Entschleunigung: der Schädel wird abgebremst, die weiche Hirnmasse bleibt aber weiter in Bewegung, so dass vor allem die vorderen Teile von Frontal- und Schläfenlappen sowie des Hirnstamms gequetscht werden.

Dementsprechend können neben Schädigungen einzelner Funktionen durch lokale Läsionen vor allem Beeinträchtigungen von Bewusstsein und genereller Netzwerkkapazität auftreten.

Schlaganfälle und nichttraumatische Blutungen führen zu lokalen Schäden, wobei auch kleine Schlaganfälle gravierende Störungen verursachen können. Kleinste sogenannte strategische Infarkte, vor allem in der Capsula interna oder im Hirnstamm, schädigen die langen Nervenbahnen vom Hirn zum Körper und können komplette Halbseitenlähmungen zur Folge haben.

Gefürchtet ist das Hirnödem, das durch Reizung des umgebenden Gewebes entsteht, und zwar bei größeren Blutungen, aber auch bei Tumoren und schweren diffusen Läsionen. Hierbei kommt es zu einer Schwellung des Hirngewebes, so dass im Schädel erhöhter Hirndruck mit der Gefahr von Einklemmung entsteht. Hier wird dann die Entfernung von einem Teil des Schädelknochens zur Druckentlastung nötig.

2.1.2 Läsionen am Rückenmark und im Peripheren Nervensystem

Schwere Rückenmarksläsionen resultieren in motorischen und sensiblen Ausfällen. Häufigste Ursachen für Querschnittlähmungen sind Wirbelsäulenverletzungen, seltener Entzündungen, namentlich Abszesse oder auch schwere Verläufe von Multipler Sklerose. Sehr selten kommen auch Schlaganfälle (Ischämien oder Einblutungen) am Rückenmark vor.

Entscheidend ist die Läsionshöhe: Läsionen oberhalb des vierten Halswirbels stören die Innervation des Zwerchfells. Die Atemkraft reicht nicht aus, und es ist künstliche Beatmung nötig. Läsionen oberhalb des fünften Halswirbels führen zu Tetraplegie, also Ausfall der Innervation von Armen und Beinen. Schäden unterhalb der Halswirbelsäule führen zur Lähmung der unteren Extremitäten. Der größte Teil der schweren Rückenmarksschäden führt zu irreversiblen Ausfällen. Diese sind anfangs schlaff, fast immer kommt es im Verlauf zu Spastik. Beim *kompletten Querschnitt* treten neben Lähmungen auch Ausfälle der Sensibilität auf.

Im Gegensatz zu Hirnverletzten erleben die Querschnittgelähmten ihre Funktionsverluste bei vollem Bewusstsein und erfahren früher oder später ihre ungünstige Prognose. Bei Menschen mit Tetraplegie liegt die Selbstmordrate auf längere Sicht bei über 10 % und damit deutlich höher als bei Hirnverletzten (Northmann, 2017).

Schäden des peripheren Nervensystems können verschiedene Ursachen haben. Relativ häufig und oft schwerwiegend ist das Guillain-Barré-Syndrom (GBS), eine autoimmunologische akute Entzündung der Nervenwurzeln in

Durch Läsionen im Peripheren Nervensystem können sensorische und/oder motorische Ausfälle resultieren

Rückenmarksnähe. Typischerweise steigen die Lähmungen von den Beinen auf, sie können schlimmstenfalls bis zu den Hirnnerven aufsteigen. In schweren Fällen ist Beatmung erforderlich, es treten neben Lähmungen auch Sensibilitätsstörungen und neuropathische Schmerzen auf. Neben leichten Fällen kommen schwere Verläufe vor, die über Monate anhalten können. Die Betroffenen liegen dann gelähmt und hilflos, besonders der Sensibilitätsausfall scheint quälend zu sein. In solchen Fällen tritt häufig als Reizdeprivations-Phänomen ein Oneiroid auf, ein albtraumartiger Zustand, der zu Verkennungen und Halluzinationen führt bis hin zu Nahtoderleben. Da die Betroffenen dies meist nicht artikulieren (können), muss gezielt nach Anzeichen dafür gesucht werden (Högl, 2006).

Häufig findet sich in der NNFR die Critical-Illness-Polyneuropathie (CIP). Bei schweren Erkrankungen (v.a. bei Sepsis) kommt es zu Entzündungsreaktionen des Organismus. Das Immunsystem wird aber derart aktiviert, dass auch körpereigene Organe geschädigt werden. Die Diagnose CIP beinhaltet Schwächung und Atrophie von Muskeln sowie sensorische Ausfälle. Sie wird zunehmend gestellt, die Schätzungen über die Häufigkeit bei Patient:innen nach intensivmedizinischer Behandlung schwanken stark und liegen zwischen 30 und 80 % (Senger & Erbguth, 2017).

2.2 Bewusstseinsstörungen

Nach schweren Schädel-Hirn-Verletzungen kommt es zu phasenweiser oder chronischer Bewusstseinsstörung. Darunter werden sehr unterschiedliche Störungsbilder zusammengefasst.

2.2.1 Koma, Wachkoma und andere Syndrome

Eine große Herausforderung in der NNFR ist die Behandlung von Menschen ohne erkennbares Bewusstsein. Nach einem schweren SHT kann das Bewusstsein mehrere Tage aussetzen. Die genaue Dauer der Bewusstlosigkeit nach einem Trauma ist anfangs nicht sicher festzustellen, weil die Betroffenen meist intubiert, beatmet und sediert werden (in der Regel zur Verringerung eines möglichen Hirnödems oder zur Stressreduktion). Wenn nach Beendigung der Sedierung das Bewusstsein nicht alsbald wiederkehrt, ist eine schwerere neurologische Störung zu vermuten. Das Ausmaß der Störung wird nach Möglichkeit schon am Unfallort ermittelt, und dann erneut nach Ende der Sedierung. International gebräuchlich ist die Erfassung anhand der Glasgow Coma Scale (GCS nach Teasdale & Jennett, 1974).

Tabelle 8: Glasgow Coma Scale (nach Teasdale & Jennett, 1974)

Kategorie	Beschreibung	Punktzahl
Öffnen der Augen	Spontan	4
	auf Ansprache	3
	auf Schmerzreiz	2
	kein Öffnen	1
Verbale Antwort	Orientiert	5
	Desorientiert	4
	Einzelworte	3
	Unverständlich	2
	keine Antwort	1
Motorische Reaktion	Bewegung auf Aufforderung	6
	gezielte Schmerzabwehr	5
	ungezielte Schmerzabwehr	4
	Beugesynergismen auf Schmerzreiz	3
	Strecksynergismen auf Schmerzreiz	2
	keine motorische Reaktion	1

Die Werte der drei Kategorien werden addiert, dies dient am Unfallort zur Entscheidung über die Versorgung: Bei Werten unter 10 wird meist sicherheitshalber intubiert. Nach Intubation ist die verbale Antwort nur bedingt beurteilbar. Niedrige Summenwerte bedeuten beeinträchtigte Bewusstseinslage. Ein weitgehend reaktionsloser Zustand ist als *Koma* zu bezeichnen. Ein Teil der Patient:innen verbleibt nach Beendigung der akutmedizinischen Interventionen und nach Ende der Sedierung in diesem reaktionslosen Zustand. Bei einigen ist nach einiger Zeit ein Übergang zum Wachkoma zu verzeichnen.

Im Wachkoma (Unresponsive Wakefulness Syndrom, UWS) lassen sich nur vegetative Reaktionen auf Umweltreize beobachten

Im *Wachkoma* entwickeln die Betroffenen einen Schlaf-Wach-Zyklus, reagieren aber trotz offener Augen nicht und zeigen auch keine gezielten Augenbewegungen. Älter ist der deutsche Begriff Apallisches Syndrom, um 1940 von dem Psychiater Kretschmer geprägt. Die damalige Vorstellung war, dass die Hirnrinde ausgefallen ist, quasi der Mantel (Pallium) grauer Substanz des Großhirnes. Im englischen Sprachraum war lange der Begriff Persistent Vegetative State (PVS) üblich, der wegen der Nähe zu „Vegetables“ kritisiert wurde. *Unresponsive Wakefulness Syndrom (UWS)* ist heute die übliche wissenschaftliche Bezeichnung (Laureys et al., 2010), deutsch der Zustand reaktionsloser Wachheit.

Die Forschung der letzten Jahrzehnte hat zuletzt mit Einsatz der funktionellen Bildgebung gezeigt, dass die Ursachen von reaktionsloser Wachheit in der Regel nicht ausgedehnte Ausfälle der Großhirnrinde sind, sondern Ausfälle im Hirnstamm (vornehmlich im Mittelhirn), daneben auch im Zwischenhirn mit den kritischen Strukturen Hypothalamus und Thalamus, als „Tor zum Bewusstsein" bekannt.

Nach Schätzungen geraten in Deutschland jedes Jahr mehrere tausend Menschen in einen Zustand reaktionsloser Wachheit. Wirklich exakte Statistiken sind wegen der Ungenauigkeit der Diagnosestellung nicht verfügbar. Trotz aller verfügbaren technischen Hilfsmittel werden heute ähnlich wie vor dreißig Jahren noch rund 40 % der Betroffenen falsch eingeschätzt. Das heißt über ein Drittel ist zwar in der klinischen Überprüfung reaktionslos, zeigt aber bei Messung von EEG-Kurven oder regionalen Durchblutungsveränderungen in einzelnen Hirnregionen nachweisbare Verarbeitung von Umweltreizen bis hin zum Befolgen von Aufforderungen (Owen et al., 2006; Schnakers et al., 2008). Zwar hat die Forschung Möglichkeiten der Differenzierung für dieses Covert Behaviour gefunden, etwa durch Evozierte Potentiale im EEG, funktionelle Kernspintomographie (fMRT) oder Diffusion-Tensor-Bildgebung (DTI), diese sind aber sehr aufwendig und stehen für die meisten Betroffenen in NNFR-Abteilungen nicht zur Verfügung.

Der Begriff *Minimally Conscious State (MCS)* beschreibt den Zustand von Menschen, bei denen sich minimale Reaktionen feststellen lassen, teils durch genaue Verhaltensbeobachtung, teils nur durch technische Hilfsmittel wie EEG oder funktionelle Bildgebung (Giacino et al., 2002). Eine typische Erscheinung minimaler Reaktionen ist, dass die Betroffenen erkennbar auf vertraute Geschehnisse reagieren, etwa auf das Nennen ihres eigenen Namens oder auf die Stimme von Angehörigen, während das Hören anderer gesprochener Sprache zu keiner Reaktion führt. Die Reaktionen müssen nicht konstant reproduzierbar sein und treten oft nur äußerst selten auf. Der Übergang vom UWS in den zumindest teilbewussten MCS ist definiert durch eindeutige Reaktionen auf Umweltreize (Tonuserhöhung, Blickfolge, Kopfwendung, Mimik). Zeigen Patient:innen neben diesen unspezifischen Reaktionen auch Anzeichen für ein Bewusstsein ihrer Umwelt in Form einer Wechselwirkung mit ihnen, ist dies der Übergang in den Zustand funktioneller Interaktion.

Im minimalbewussten Zustand (MCS) sind die Reaktionen auf die Umwelt noch nicht konstant reproduzierbar

Der Begriff *Functionally Interactive State (FIS)* ist von Giacino für das Ende des MCS verwendet worden und beschreibt eine Phase, bei der Reaktionen in der Regel stabil erbracht werden und eines der beiden Kriterien erfüllt ist: entweder eine basale Kommunikation (z.B. Nicken, Deuten, Ja-/Nein-Code) oder aber ein sinnvoller Objektgebrauch (Giacino et al., 2002). Im FIS zeigen Patient:innen ein Erkennen und Diskriminieren von Objekten sowie eine kommunikative Intention (unabhängig von der inhaltlichen Korrektheit), sind aber noch weit vom normalen Verhalten und eigenständigem Handeln entfernt. Denkbar ist, dass in Zukunft noch weitere Stufen zwischen Koma und Normalität genauer definiert werden könnten. Dafür gibt es bisher keine standardisierten Begriffe, zumal mit Besserung des Bewusstseins das Spektrum von Leistungen und Störungen breiter wird. Daher ist es zweckmäßig, das Verhalten detailliert zu erfassen und auf einer geeigneten Skala abzubilden. Für Verläufe nach Koma kann die Glasgow Outcome Scale (GOS, nach Jennett & Bond, 1975) verwendet werden, welche die verschiedenen Stufen des Endzustandes grob abbildet.

Bei funktionaler Interaktionsfähigkeit (FIS) sind Objektgebrauch und/oder Kommunikation gegeben

Tabelle 9: Glasgow Outcome Scale (gekürzt)

Stufe 1	Tod
Stufe 2	Vegetativer Zustand (UWS, Syndrom reaktionsloser Wachheit)
Stufe 3	Schwere Behinderung, Alltagsaktivitäten nur mit Hilfestellung möglich
Stufe 4	Mäßige Behinderung, weitgehend selbständig, nicht arbeitsfähig
Stufe 5	Leichte bis keine Behinderung

Im deutschen Sprachraum findet vielfach für schwerere Behinderungen die Koma-Remissions-Skala Anwendung.

Tabelle 10: Koma-Remissions-Skala, nach von Wild und Janzik, 1990 (gekürzt)

Kategorie	Skala der Punktzahlen
Erweckbarkeit/Aufmerksamkeit	0 = keine bis 5 = aufmerksam > 1 Minute
Motorische Antwort	0 = keine bis 6 = gezieltes Greifen
Reaktion auf akustischen Reiz	0 = keine bis 3 = erkennt vertraute Musik o. a.
Reaktion auf visuellen Reiz	0 = keine bis 4 = erkennt vertraute Person o. a.
Reaktion auf taktilen Reiz	0 = keine bis 3 = erkennt Objekt durch Betasten
Sprechmotorische Antwort	0 = keine bis 3 = Wort oder verständliche Lippenbewegung

Etliche weitere ausführlichere Skalen existieren, für schwer Betroffene beispielsweise die Early Functional Abilities (EFA, Heck et al., 2000; siehe Kap. 5.2.2), für weniger schwer Betroffene das Functional Independence Measurement (FIM, Wade & Hewer, 1987), beide in der Praxis sehr bewährt.

Das *Locked-in Syndrom* ist die wichtigste Differentialdiagnose zum Wachkoma. Die Betroffenen sind zwar regungslos, sie haben in der Regel aber keine Bewusstseinsstörung. Ursache ist eine Läsion im Hirnstamm, die zu Bewegungsunfähigkeit bei Tetraplegie führt, durch die Höhe der Läsion sind zusätzlich die Funktionen der Hirnnerven ausgefallen (wesentlich Mimik, Sprechen und Schlucken). Teilweise handelt es sich um eng umschriebene Läsionen, bei denen die Zentren für den Atemantrieb erhalten bleiben. Oft fallen auch diese aus und es ist Beatmung notwendig. Je nach Ausdehnung der Läsionen sind häufig bestimmte Augenbewegungen weiterhin möglich und erlauben eine Kommunikation zum Beispiel durch Buchstabieren. Der betroffene Journalist Bauby hat seine Erlebnisse in dem Roman „Schmetterling und Taucherglocke“ (1998) allein mit Augenbewegungen diktiert. Schwierig wird die Diagnostik, wenn auch die Augenbewegungen ausfallen: Die Betroffenen sind bei Bewusstsein ohne Äußerungsmöglichkeit, nur teilweise werden vegetative Stressreaktionen wie Tachykardie/Herzrasen merkbar, diese sind aber nicht immer eindeutig interpretierbar. Versucht wird auch der Einsatz von Brain-Computer Interfaces (Kap. 3.3).

Der *Akinetische Mutismus* ist eine weitere wichtige Differentialdiagnose. Es handelt sich um einen Ausfall des Antriebs, so dass die Betroffenen sich nicht bewegen, obgleich sie keine Lähmungen haben. Auch emotionale Regungen fehlen. Ursache sind Läsionen des Frontallappens, vornehmlich des vorderen Anteils des Gyrus cinguli (Gürtelwindung in der Mitte des Großhirns), selten auch andere Läsionen. Das Locked-in Syndrom ist in der Regel irreversibel, der Akinetische Mutismus dagegen ist meist reversibel.

2.2.2 Verlaufsformen

Alter der Betroffenen und Art der Schädigung bestimmen die Prognose

Eine Prognose bei längerem Wachkoma (UWS) ist schwierig, nicht zuletzt wegen der Häufigkeit von Fehleinschätzungen. Ein nennenswerter Anteil der Betroffenen entwickelt sich im Verlauf eines Jahres aus der Reaktionslosigkeit zumindest zum Zustand minimaler Reaktionen (MCS). Selten ist das Verbleiben in einem vollständigen Koma, das heißt es tritt auch keine Wachheit und kein Schlaf-Wach-Rhythmus wieder ein. Meist setzt auch keine spontane Atmung mehr ein. Dies kann der Fall sein bei sehr schwer betroffenen und sehr betagten Patient:innen, aber auch bei sehr jungen Menschen, die statistisch gesehen eine bessere Prognose haben und deshalb sehr lange in Behandlung bleiben sollten. Die Weiterbehandlung von Menschen in dauerhaftem vollständigem Koma, zumal mit Beatmung, führt in ein ethisches Dilemma.

Ein Teil der Patienten im UWS verbleibt dauerhaft in diesem Zustand. Prognostisch ungünstig sind das Alter und die Art der Schädigung. Insbesondere Hypoxische Hirnschäden haben eine vergleichsweise schlechte Prognose, wobei Dauer der Hypoxie und der Reanimation eine Rolle spielen. Ebenfalls ungünstige Prädiktoren sind Ausmaß der Schäden und Dauer der notwendigen Akutbehandlung vor Beginn der NNFR. Besonders ungünstig wirkt sich ein ausgedehntes Hirnödem nach der Schädigung aus, bei einem Hirnödem nach Hypoxischem Hirnschaden ist in der Regel nicht mit Wiederherstellung zu rechnen.

Allgemein haben junge Patient:innen nach SHT die günstigste Prognose, wobei natürlich das Ausmaß der erlittenen Schäden eine entscheidende Rolle spielt.

2.2.3 Dynamik

Wichtig für die Frührehabilitation ist die Durchführung von Rehamaßnahmen zum richtigen Zeitpunkt. Soweit die Bewusstseinslage dies zulässt, sollte so früh wie möglich mit Reaktions- und Funktions-Training begonnen werden, weshalb in Stroke Units schon am Tag nach Aufnahme mit der Therapie begonnen wird und inzwischen auch viele Intensivstationen rehabilitative Maßnahmen einplanen.

Tierversuche mit experimentellen Hirnläsionen ergaben, dass die Zeit der Erholung des Zentralnervensystems begrenzt ist, in einer Anfangszeit ist die Lernfähigkeit günstig, diese kritische Phase endet beim Tier nach wenigen Wochen. Beim Menschen wird angenommen, dass diese Phase etwa drei bis vier Monate anhält, dies sind allerdings Schätzungen, ein direkter Nachweis fehlt noch (Krakauer et al., 2012). Die klinische Erfahrung hat jedenfalls gezeigt, dass eine zu spät begonnene Rehabilitation weniger effektiv ist. Möglicherweise spielt dabei eine Rolle, dass zuvor bereits ungünstige Adaptationsprozesse bis hin zu erlernter Hilflosigkeit wirksam geworden sind.

Bei schweren Hirnverletzungen ist in der Anfangsphase nicht mit großen Lernfortschritten zu rechnen. Bildgebungsverfahren haben gezeigt, dass beispielsweise unmittelbar nach einem Schlaganfall in einer Hirnhälfte die kontralaterale Kleinhirnhemisphäre gestört ist, was durch deren funktionelle Verbindung zu erklären ist und nicht etwa mit Durchblutungsstörungen. Dieses schon im 19. Jahrhundert entdeckte Phänomen wird als *Diaschisis* bezeichnet (Feeney & Baron, 1986) und ist meist von begrenzter Dauer. In der Folge finden Reorganisationsprozesse statt, die in der Frührehabilitation gefördert werden können (Weiller et al., 1992).

Nach der Initialphase werden Veränderungen feststellbar, die sich nicht unbedingt als gleichförmig kontinuierlicher Leistungszuwachs äußern müssen. Hirnleistungen entstehen als Ergebnis der koordinierten Zusammenarbeit von Neuronen in Netzwerken, wobei besonders in der Anfangszeit auch dysfunktionale Verbindungen wirksam werden können. Viele funktional sinnvolle Verknüpfungen sind gestört und müssen erst wieder hergestellt oder sogar komplett neu gelernt werden, teilweise in der Form von Versuch und

Irrtum. Die Frührehabilitation soll dabei helfen, die sinnvollen Verknüpfungen zu verstärken. Im Verhalten der Betroffenen werden aber immer auch dysfunktionale Elemente auftreten wie etwa ziellos wirkende Bewegungen sowie Desorientiertheit und Verwirrtheit.

Die Leistungen sind anfangs nicht stabil und Fortschritte nicht notwendigerweise kontinuierlich – bei auffälliger Verschlechterung muss aber nach Ursachen gesucht werden. Häufig sind Verschlechterungen des Zustands durch Infekte, aber auch durch unerwünschte Medikamentenwirkungen. Ebenfalls häufige Ursache einer langsamen Eintrübung ist zunehmender Hirndruck bei Hydrocephalus (Kap. 3.1.6).

Verbesserungen neurologischer Funktionen sind auch viele Monate nach der Schädigung noch möglich

Auch bei weiteren Therapiefortschritten muss mit zeitweiligen Rückschlägen gerechnet werden: Hinzuweisen ist auf die (aus der Lernpsychologie wie auch aus der Trainingslehre im Sport) bekannte Tatsache, dass das Erarbeiten zunehmend komplexerer Verhaltensweisen zunächst zu instabileren Leistungen führt. Das Rehabilitationspotential nach Läsionen im Zentralnervensystem ist immer begrenzt, abhängig von Art und Ausdehnung der Schäden und von Zustand und Alter. Wegen der genannten Sachverhalte sollte die Frührehabilitation nicht zu früh abgebrochen werden. Erst wenn sich über mehrere Wochen intensiver Therapie keine Fortschritte zeigen, ist der Aufenthalt in der NNFR zu begrenzen. In einzelnen Fällen lässt sich das Restpotential nicht im Rahmen der NNFR ausschöpfen. Speziell bei Schäden am peripheren Nervensystem kann die Wiederherstellung mehr als 12 Monate dauern und lässt sich nicht beschleunigen. In jedem Falle ist eine adäquate Weiterbehandlung sicherzustellen.

2.2.4 Paroxysmal Sympathetic Hyperactivity

Das *Dyscontrol Syndrom,* neuerer Begriff Paroxysmal Sympathetic Hyperactivity (PSH) ist ein Extremfall dysfunktionalen Verhaltens (Diamond et al., 2005). Es tritt selten auf im Übergang von UWS und MCS zu einem Verlauf mit wacherem und bewussterem Verhalten.

In Einzelfällen kann es zu vegetativen Entgleisungen kommen

Es wurde besonders häufig bei jungen SHT-Opfern beobachtet und früher auch als Mittelhirnsyndrom bezeichnet, wobei die eigentliche Störung allerdings im Limbischen System zu vermuten ist. Die Betroffenen erwachen und zeigen ein Bild maximaler Erregung mit wilden ungerichteten Bewegungen, im Extrem lassen sie sich kaum im Bett halten. Zugleich zeigt sich eine Enthemmung des vegetativen Systems mit Tachykardie, geweiteten Pupillen, verstärktem Schwitzen, eventuell Hyperthermie. Die Dauer ist variabel. Das Syndrom lässt sich mit Medikamenten gut begrenzen, vorrangig mit Substanzen, die den Sympathikus im vegetativen Nervensystem dämpfen, es kann aber erneut auftreten (Bower et al., 2010). Bei Menschen, die vorher im Wachkoma waren, ist es in der Regel ein Zeichen der Besserung, allerdings ohne dass die Langzeitprognose vorhersehbar ist. In einzelnen Studien ist die Prognose sogar schlechter, was aber daran liegen mag, dass das Phänomen bei Menschen auftritt, die schwerer verletzt sind als andere.

2.2.5 Delirante Zustände

Patient:innen der NNFR zeigen phasenweise oder auch chronisch Veränderungen der Bewusstseinsqualität. Speziell in den ersten Monaten nach der Schädigung sind die Netzwerke im Gehirn noch sehr labil. Daher können Patient:innen sowohl durch Infekte, veränderte Medikation oder akute Störungen des Hirnmetabolismus, aber auch bereits durch Ermüdung oder Stress in delirante Zustände mit Realitätsverlust und Agitiertheit geraten. Das agitierte Delir mit Symptomen motorischer Unruhe und Halluzinationen entspricht weitgehend der erwähnten PSH, es kann aber je nach Ursache im gesamten Reha-Verlauf auftreten. Mindestens ebenso häufig wie das hyperaktive Delir ist das hypoaktive, sogenannte „stumme" Delir, bei dem es zu Reaktionslosigkeit kommt. Es wird aber wegen der Passivität der Patient:innen weitaus seltener bemerkt.

Ausgedehnte delirante Zustände bedingen eine ungünstigere Prognose

Studien haben gezeigt, dass das Delir auch nach Kontrolle der ursächlichen Risikofaktoren (Alter, bisheriger Gesundheitszustand, akute medizinische Krisen) eine ungünstigere Prognose bzgl. Wiedererlangen der Selbständigkeit, Mobilität und Mortalitätsrate innerhalb der nächsten 12 Monate bedeutet (Mart et al., 2021). Zu unterscheiden von Dyscontrol/PSH und deliranten Zuständen sind Dysexekutivsyndrome mit ungesteuertem und ungehemmtem Verhalten zum Beispiel bei Frontalhirnschäden, die in der Regel dadurch unterscheidbar sind, dass keine oder wenig vegetative Symptome auftreten.

2.2.6 Diagnostik und Prognostik

Medizinische und interdisziplinäre Diagnostik hat in der NNFR zwei Aufgaben: zum einen den genauen Ausgangsbefund festzustellen, zum anderen den Verlauf zu dokumentieren und anhand von Anfangsbefund und Verlauf eine Prognose zu stellen. Zunächst ist nach Übernahme in die NNFR der klinische Befund zu erfassen. Dieser berücksichtigt, wie schon in den Komaskalen angegeben, Wachheit und Tag-Nacht-Rhythmus, motorische und kommunikative Reaktionen auf verschiedene Reize.

Hilfreich und daher möglichst zu beschaffen sind Befunde aus der Akutbehandlung, dabei wird in der Regel eine frühe Schnittbildgebung (CCT oder MRT) vorhanden sein. Es gibt ferner aussagekräftige Laborbefunde, die eine Einschätzung über die Schädigung des Zentralnervensystems erlauben. Das

Protein S100B ist ein Biomarker bei Hirnverletzungen, die Serumspiegel korrelieren mit der Größe der Läsion. Auch mit Hilfe der Proteine UCH-L1 (Ubiquitin Carboxy-Terminal Hydrolase-L1) und GFAP (Glial Fibrillary Acidic Protein) können mit sehr hoher Genauigkeit ZNS-Schäden vorhergesagt werden, die sich in sehr früh durchgeführten CCT-Untersuchungen noch nicht nachweisen ließen, denn häufig entwickeln sich Sickerblutungen und Ödeme erst nach Stunden. Die genannten Laborwerte sind aber nur aussagekräftig, wenn sie in den ersten Stunden nach der Hirnschädigung untersucht werden. Noch nicht allgemein verfügbar aber erfolgsversprechend ist die Bestimmung von Neurofilament Light (NfL), das bei Bestimmung im Blut auch nach Wochen mit der Prognose von Hirnschäden korreliert (Gaetani et al., 2019).

Für eine präzise Prognoseabschätzung ist der Einsatz elektrophysiologischer und radiologischer Verfahren nötig

Störungen der Hirnfunktionen sind in den ersten Stunden bis Tagen bei schweren Schäden zu erwarten. Elektrophysiologische Verfahren können in der Anfangszeit durchgeführt werden, erlauben aber nur die einstweilige Diagnose, sie müssen daher wiederholt werden.

Aussagekräftig ist das Elektroenzephalogramm (EEG), das Aussagen über die Großhirnfunktion erlaubt. Das EEG sollte nicht nur im Ruhezustand erfasst werden, sondern auch bei Reaktionen auf äußere Reize, also auf akustische und speziell verbale Reize sowie auf Tastreize, im Zweifel sind auch Schmerzreize für die Diagnose erforderlich. Die Funktion von Hirnstamm und Rückenmark ist durch Evozierte Potentiale zu erfassen, im Einzelnen Akustisch, Motorisch und Sensibel Evozierte Potentiale. Es hat sich erwiesen, dass die Kombination von EEG und Sensibel Evozierten Potentialen (SSEP) eine relativ verlässliche Prognose erlaubt. Bei beidseitigem Ausfall der SSEP verbleibt ein großer Teil der Betroffenen in einem Zustand reaktionsloser Wachheit. Fehleinschätzungen können dadurch auftreten, dass Rückenmark oder periphere Nerven ausgefallen sind. In solchen Fällen ist zusätzlich die Messung der peripheren Nervenleitung erforderlich, mit Messung der F-Wellen ist dabei auch die Prüfung der Reflexantworten des Rückenmarks auf periphere Nervenreize begrenzt möglich.

Akustisch Evozierte Potentiale (AEP) erlauben eine Aussage, ob die Hörbahn intakt ist – andernfalls können die Betroffenen nicht auf akustische Reize reagieren und werden unter Umständen falsch beurteilt. In Zweifelsfällen gilt ähnliches für Visuell Evozierte Potentiale (VEP), die mit Blitzreizen durchgeführt werden können. Intakte Lichtreaktion der Pupillen bedeutet nicht zwangsläufig, dass das Sehen intakt ist, und schwergradige visuelle Wahrnehmungsstörungen können trotz unauffälliger VEPs vorliegen.

Vielfältigere Untersuchungstechniken erlaubt die Kernspintomographie (MRT), die insbesondere den Hirnstamm sicherer erfasst als die Computertomographie (CT). Es werden immer verschiedene Sequenzen erfasst, die zum Beispiel in unterschiedlichem Maße Fett, Blut und Wasser abbilden und in der Zusammenschau weitgehende Schlussfolgerungen erlauben. Trotzdem lassen sich mit den etablierten Techniken nicht alle Läsionen darstellen. In bestimmten Fällen ist inzwischen sogenannte Funktionelle Bildgebung (fMRT) möglich. Dabei wird der Umstand genutzt, dass an Stellen erhöhter Hirntätigkeit die lokale Durchblutung und der lokale Umsatz von Sauerstoff und Glukose gesteigert sind. Dies lässt sich in geeigneten Sequenzen im MRT messen, und man kann Ort und Zeit erhöhten Umsatzes mit anderen Hirnbereichen und anderen Zeitabschnitten vergleichen. Mit dieser Methode ist erstmals MCS vom UWS eindeutig abgrenzbar geworden. Zum Beispiel reagieren minimal reaktive Menschen auf Sprache im Vergleich zur Reaktion auf sinnlose akustische Reize mit erhöhter Aktivierung von Sprachzentren. Auch ließ sich nachweisen, dass bei bestimmten tetraplegischen Patient:innen die Vorstellung von Bewegungen zur Aktivierung motorischer Zentren im Großhirn führt, auch ohne dass Bewegungen resultieren. In der normalen NNFR kann dies bisher nicht routinemäßig eingesetzt werden.

Für die Einschätzung der Hirnfunktionen ist am aussagekräftigsten die Darstellung der Intaktheit der Nervenbahnen durch Traktographie mit Diffusion Tensor Imaging (DTI). Dies ist für die Prognose von Bedeutung: Bei Ausfall der Fasern zwischen Großhirnregionen und Körper sind schwere Störungsbilder wie Wachkoma oder Locked-in-Syndrom irreversibel. Eine noch weitaus größere Menge an Faserzügen verbinden die einzelnen Hirnteile untereinander, auch diese werden abgebildet. Diese Technik ist aufwendig und erfordert umfangreiche Vorkehrungen. Sie liefert keine standardisierbaren Resultate, bedarf also der individuellen Bewertung, was auf absehbare Zeit den Routineeinsatz erschweren dürfte.

DTI ist zur Prognoseabschätzung am aussagekräftigsten, aber in den meisten Zentren noch nicht verfügbar

2.3 Teilleistungsstörungen

2.3.1 Vigilanzminderung, Amnesie

Ein großer Teil der Patient:innen in der NNFR ist bei Übernahme nur eingeschränkt kontaktfähig. Auch kann über längere Zeit die Wachheit so sehr beeinträchtigt sein, dass ein Dämmerzustand besteht. Anfangs sind die Wachzeiten oft kurz, worauf sich die Therapieplanung einzustellen hat.

Häufig tritt in der Entwicklung wiederkehrenden Bewusstseins nach Hirnschädigung das Syndrom der *Posttraumatischen Amnesie (PTA)* auf. Es ist gekennzeichnet durch Verwirrtheit, Desorientiertheit und Aufmerksamkeits- und Gedächtnisstörungen. Häufig zeigen die Patient:innen neben fehlender Störungswahrnehmung und Konfabulationen auch Agitiertheit bis hin zur Weglauftendenz. Abbildung 2 zeigt eine Verteilung der Häufigkeit von kognitiven Defiziten und „problematischem" Verhalten in den ersten Wochen nach der Hirnschädigung (Weir et al., 2006).

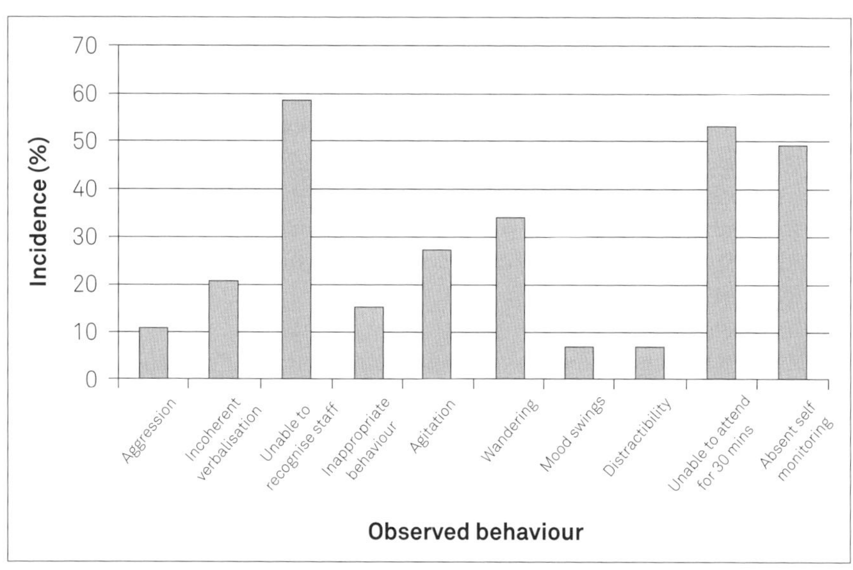

Abbildung 2: Prozentuale Häufigkeit von Verhaltensauffälligkeiten in einer Stichprobe von PTA-Patient:innen verschiedener Ätiologien (n = 69) (Weir et al., 2006)

Leitsymptom ist das über viele Wochen fehlende Neulernen, so dass die Patient:innen weder Orientierungs-Informationen aufnehmen noch Behandler:innen oder Räume wiedererkennen können. Oft bestehen auch neben dieser schweren anterograden Amnesie auch retrograde Gedächtnisstörungen. Daher wurde bei der Bezeichnung der Schwerpunkt auf die amnestische Komponente gesetzt. Richtiger wäre für dieses primär neuropsychologische Störungsbild aber die erstmals von Stuss et al. vorgeschlagene Bezeichnung „post-traumatic confusional state" (PTCS) - wobei dieses „Durchgangs"-Syndrom nicht nur nach traumatischer Hirnläsion auftritt (Stuss et al., 1999; Marshman et al., 2013). Kernsymptome bei der PTA sind Defizite bei Semantik, Wortflüssigkeit, Reaktionstempo und Lernleistung. Kurzzeitgedächtnis und Auffassung sind unbeeinträchtigt, logisches Gedächtnis und Arbeitsgedächtnis aber stark reduziert (Wilson et al., 1992).

Gedächtnisstörungen sind eine häufige Folge von Hirnschädigungen

Bei einer *retrograden Amnesie* ist entscheidend die fehlende Erinnerung an Zeiträume vor der Hirnschädigung. Diese Gedächtnislücke tritt schon bei vielen leichten Hirnschädigungen zeitweise auf, bildet sich aber meist im Verlauf wieder zurück. Hinderlicher ist die *anterograde Amnesie,* da sie auch die Merkfähigkeit für neue Lerninhalte beeinträchtigt. In der Regel ist das prozedurale Lernen weniger gestört, so dass mit Training möglichst früh begonnen werden sollte, auch wenn die Erfolge anfangs nicht stabil erscheinen. Meist bessert sich auch die anterograde Amnesie im weiteren Verlauf.

Die Wiederherstellung eines normalen Tag-Nacht-Rhythmus ist in der NNFR ein Ziel, das durch viele Maßnahmen gefördert werden kann, wie eine dem

Tagesverlauf angepasste Beleuchtung oder tagsüber angemessene Anregung, nachts Ruhe. Desorientiertheit ist bei Patient:innen der NNFR häufig, anfangs nahezu die Regel.

2.3.2 Anosognosie, Neglect

Schwierig wird die Behandlung von Orientierungsstörungen, wenn die Betroffenen mobil sind und das Krankenbett verlassen. Zugleich besteht fast immer eine Anosognosie oder zumindest nur begrenzte Einsicht in den eigenen Zustand beeinträchtigter Hirnleistung. Verkennungen, auch von Personen, können zu Fehlhandlungen führen. Die Krankenhausumgebung ist ungewohnt und kann leicht zu Fehleinschätzungen führen.

Bei parietalen, thalamischen aber auch frontalen Läsionen resultiert oft ein multimodaler Neglect, häufiger bei Schäden der rechten Hemisphäre. Bei Läsionen der linken Hirnhälfte sind die Symptome meist weniger ausgeprägt und der Neglect weniger anhaltend. Neben der bisweilen völligen Vernachlässigung einer Raum- und Körperhälfte kommt es auch zu Verkennungen und Trugbildern, die nicht mit Halluzinationen gleichzusetzen sind.

Neglect tritt nach rechtshirnigen Läsionen häufiger und chronischer auf

3 Medizinische Aspekte der Frührehabilitation

3.1 Besondere medizinische Bedingungen

3.1.1 Beatmung, Weaning

Ein zunehmender Anteil der Neuaufnahmen auf Stationen der NNFR ist künstlich beatmet. In der Erhebung von Pohl et al. (2016) in 16 Zentren in Deutschland lag der Anteil intubierter und beatmeter Patient:innen bei 25 %, der Anteil dürfte sich inzwischen weiter erhöht haben. Ein Grund ist die immer frühere Übernahme aus der Akutmedizin, die frühzeitige Rehabilitation ermöglicht, daneben auch der erhöhte Anteil von geschwächten Patient:innen mit CIP/CIM. Beatmungsplicht resultiert neben körperlicher Schwäche oder Lungenentzündung auch aus unzureichendem Atemantrieb bei Bewusstseinsstörung. Das Wiedererlangen normaler Spontanatmung ist ein vorrangiges Ziel der Rehabilitation, dafür erforderlich ist die Entwöhnung von mechanischer Beatmung (Weaning). Diese wird mit längerer Beatmungsdauer lang-

Das primäre Ziel der Frührehabilitation ist die Entwöhnung von der Beatmung (Weaning)

wieriger. Die Dauer der Beatmungspflicht ist der wichtigste Prädiktor für ein erfolgreiches Behandlungsergebnis: Lange Beatmung verschlechtert die Prognose, wogegen eine lange Gesamtdauer der NNFR eher auf guter Entwicklung beruht und weniger auf einer schlechten Prognose.

Fast alle Beatmeten haben bei Übernahme eine Trachealkanüle (TK), die das Weaning erleichtert. Der Übergang zu dauernder Spontanatmung über das Tracheostoma gelingt bei vielen Patient:innen innerhalb von zwei bis drei Wochen. Die TK sichert die Atemwege, verhindert aber Abhusten und Schlucken des Sekrets, das regelmäßig abgesaugt werden muss. Es besteht also weiter erhöhte Infektionsgefahr. Das Weaning ist bei 70 bis 80 % der initial Beatmeten erfolgreich. Bis zu 10 % der Behandelten brauchen nach der Phase der NNFR weiter Atemhilfe in irgendeiner Form, Heimbeatmungsgeräte erlauben differenzierte Einstellungen. Ein nicht nur in der NNFR auftretendes Phänomen ist die gestörte nächtliche Atmung, das Schlaf-Apnoe-Syndrom, das oft ohne Tracheostoma durch Masken mit erhöhtem Atemdruck (Continous Positive Air Pressure, CPAP), zu beherrschen ist. Wie erwähnt führt längere Beatmungspflicht zu ungünstiger Prognose, die Sterblichkeitsrate bei Langzeitbeatmeten der NNFR liegt bei 10 % oder höher, besonders bei Älteren. Es hat sich erwiesen, dass das Weaning neurologisch Erkrankter in der NNFR erfolgreicher ist als in anderen Abteilungen, weil sie weniger an eigentlichen Lungenproblemen leiden, sondern mehr an Vigilanz- und Schluckstörungen.

3.1.2 Schluckstörung, Kanülenmanagement, Hypersalivation

Schluckstörungen beruhen auf Bewusstseinsstörungen, Paresen, Sensibilitäts- und Koordinationsstörungen. Das Verschlucken von Speichel und Speisen führt zu Lungenentzündungen, der wichtigsten infektiösen Komplikation im Bereich der Intensivmedizin neben Harnwegsinfekten. Pneumonien lassen sich zwar mit Antibiotika behandeln, können aber lebensbedrohlich werden. Viele Erkrankte sind intubiert und beatmet. Zwar lassen sich bei ihnen Sekrete absaugen, es geht aber die Schutzfunktion der Schleimhäute in den oberen Luftwegen verloren und das Infektrisiko steigt. Wegen längerer Beatmungspflicht haben nahezu alle NNFR-Patient:innen einen Luftröhrenschnitt und eine TK mit einer Manschette (Cuff), die verhindert, dass Schleim in die Lunge gelangt. Wenn keine dauernde Beatmung mehr erforderlich ist, ist zu prüfen, ob dieser Cuff geöffnet und gegebenenfalls auf eine Kanüle ohne Cuff gewechselt werden kann. Es wird also geprüft, ob normales Schlucken wieder möglich ist. Dies kann durch Beobachtung beim Trinken eines Schlucks angefärbten Wassers erfolgen, wenn danach kein gefärbtes Sekret aus der TK abzusaugen ist.

Für eine definitive Beurteilung ist die Endoskopie des Schluckaktes das Standardverfahren (Flexible Endoscopic Evaluation of Swallowing, FEES, Dziewas et al., 2013). Dabei wird ein dünnes Endoskop durch ein Nasenloch in den Rachenraum eingeführt und so der Kehlkopf betrachtet, ob aufgenommene Flüssigkeit in die Speiseröhre geschluckt wird oder durch die Stimmlippen hindurch in die Lunge läuft. Die Untersuchung erzeugt zwangsläufig Aufmerksamkeit beim Betroffenen. Das spontane Schlucken kann bei geringerer Vigilanz immer noch gestört sein, es resultiert die gefürchtete stille Aspiration, bei der Sekret in die Lunge laufen und eine Pneumonie erzeugen kann. Das Dilemma ist, dass eine TK stets auch den Schluckablauf stört, so dass manchmal im Zweifelsfall die Dekanülierung riskiert werden muss. In solchen Fällen kann das Tracheostoma durch einen Platzhalter (Stoma-Button) offengehalten werden. Bei 10 bis 20 % der NNFR-Patient:innen ist die endgültige Entfernung der TK nicht möglich. Häufigstes Problem sind Sensibilitätsstörungen und Wahrnehmungsstörungen.

Bei Verdacht auf Schluckstörungen sollte eine endoskopische Abklärung erfolgen

Auch bei nicht tracheotomierten Patient:innen sind Schluckstörungen häufig. Über die Hälfte der Schlaganfallpatient:innen haben anfangs Schluckstörungen und bis zu ein Viertel der Betroffenen zieht sich eine Pneumonie durch Aspiration zu. Deshalb wird bei Vigilanzstörungen und bei anderen Hinweisen wie Stimm- und Sprechstörungen oder häufigem Husten vorsorglich eine Magensonde gelegt und nicht oral ernährt. Die Sondenkost ist bedarfsdeckend und gut verträglich. Die auf ITS erforderliche parenterale Ernährung über Infusionen sollte möglichst schnell umgestellt werden, da die Darmschleimhaut ohne Belastung in wenigen Tagen verkümmert. Auch die nasale Magensonde stört beim Schlucken und erschwert ein Schlucktraining, bei länger bestehenden Störungen ist daher ein Perkutanes Endoskopisches Gastrostoma (PEG) mit einer PEG-Sonde anzulegen, sodass der Hals-Rachen-Raum frei ist.

In jedem Falle sollte Schlucktraining und nachfolgend Esstraining durch geschultes Personal erfolgen, also Logopäd:innen oder erfahrene Pflegekräfte. Vor Einführung der Stroke Units waren Pneumonien durch Aspiration häufiger, sie sind aber bis heute weiter die häufigste Todesursache nach Schlaganfällen. Ergibt die regelmäßige Evaluation, dass Schlucken begrenzt wieder möglich ist, werden bestimmte Kostformen gegeben, wie etwa zu Anfang weiche Breikost in kleinen Portionen. Es wird versucht, die Ernährung über mehrere Stufen wieder aufzubauen, dafür existieren in den Kliniken feste Stufenpläne. Wichtig ist die Verständigung mit den Angehörigen. Da die Gefahr stiller Aspiration bei fehlendem Hustenreflex im Allgemeinen nicht bekannt ist, wird nicht selten in bester Absicht zu früh gefüttert. Die Angehörigen müssen aufgeklärt werden, dass der bloße Eindruck nicht ausreicht und die Sicherheit des Schluckens genau evaluiert sein muss.

Ein Nebeneffekt bei unzureichendem Schlucken ist Speichelfluss aus den Mundwinkeln, der vorsichtig medikamentös durch anticholinerge Präparate gelindert werden kann. Zu trockene Schleimhäute sind jedoch wiederum anfälliger für Infektionen. Schlucktraining und gegebenenfalls auch Atemtherapie sollten vorrangig auch gegen Speichelfluss angewendet werden.

3.1.3 Übelkeit, Erbrechen, Schwindel

Schwindel und Übelkeit sind kritische Probleme wegen Erbrechen und Sturzgefahr

Übelkeit und Erbrechen sind in der Frührehabilitation ein häufig auftretendes Phänomen. In der Initialphase ist Übelkeit nach SHT und nach anderen Schäden eine Folge von Funktionsstörungen im Hirnstamm, insbesondere im hinteren Hirnstamm, wo das Brechzentrum liegt. Auch Medikamentenwirkungen oder das schnelle Umstellen auf Sondenkost sowie zu schnelle Sondenapplikation können zu Erbrechen führen, weshalb zunächst eine langsame Kostgabe über Tag und Nacht zu erwägen ist. Ein Teil der Betroffenen leidet unter gastroösophagealem Reflux, wobei der Mageninhalt in die Speiseröhre zurückläuft, weswegen eine Sondengabe mit erhöhtem Oberkörper ratsam ist.

Schwindel hat ähnliche Ursachen. Fast alle Patient:innen haben nach SHT Störungen im zentralen Gleichgewichtssystem, das ebenfalls im Hirnstamm reguliert wird.

Zu schnelle Lagewechsel bei der Mobilisierung können Gleichgewichtsstörungen bewirken, zusätzlich auch wegen Kreislaufproblemen mit Blutdruckabfall beim Aufrichten. Deswegen muss beim Vertikalisieren in der Anfangsphase immer der Blutdruck kontrolliert werden. Das gilt bei Hirnverletzungen ebenso wie bei Querschnittlähmungen und bei Polyneuropathien, bei denen die Regulationsmechanismen des autonomen Nervensystems beeinträchtigt sind.

Andererseits ist bei langer Bettlägerigkeit die Propriozeption, also die Körperwahrnehmung gestört, dies gilt insbesondere bei der im Akutstadium oft unvermeidlichen dauernden Rückenlagerung. Möglichst früh sollten also, auch zur Dekubitusprophylaxe, Lagewechsel erfolgen und langsam auch die Hochlagerung von Kopf und Oberkörper, teils auch der Beine. Soweit der Allgemeinzustand dies erlaubt, sollte zum Training der Propriozeption und Kreislaufregulation die Mobilisierung zum Sitzen und auch zum Stehen mit Hilfe und in einem Stehgerät erfolgen. Spezialbetten erlauben auch das Aufrichten im Bett bis zum Stehen.

3.1.4 Inkontinenz, Harnwegsinfekte

Über 90 % der Behandelten in der Frührehabilitation können den Harnabgang und meist auch den Stuhlgang nicht kontrollieren. In der Regel handelt es sich um fehlende Kontrolle der Schließmuskel mit schlaffer Lähmung, wodurch der Urin unkontrolliert abfließt. Bei bestimmten Rückenmarksstörungen kann es zu Unfähigkeit zum Wasserlassen und zum Harnverhalt kommen. Der dauernde Harnabgang bei schlaffer Lähmung führt zu Hautreizung und erhöht die Gefahr von Wundliegen, dadurch wird die Gefahr von Keimbesiedlung und damit von Harnwegsinfekten massiv erhöht. Frauen sind wegen einer kürzeren Harnröhre stärker gefährdet.

Praktisch alle Betroffenen sind in der frühen Rehaphase inkontinent

Harnwegsinfekte sind die weitaus häufigste Komplikation in Intensivmedizin und Rehabilitation. In der Akutphase wird praktisch immer ein Dauerkatheter gelegt, bei sorgfältiger Behandlung kann dieser auch länger liegen. Im Prinzip stellt allerdings ein Blasenkatheter immer eine zusätzliche Infektionsgefahr dar, die Weiterversorgung ist im Einzelfall je nach Umständen zu regeln.

3.1.5 Orthopädische Probleme: Heterotope Ossifikation, subluxiertes Schultergelenk

Nachlassende Leistungsfähigkeit in der Rehabilitation kann auf Schmerzen beruhen, die von den Betroffenen oft nicht adäquat mitgeteilt werden können. Eine seltene aber besonders schmerzhafte Komplikation ist die Heterotope Ossifikation, die nach einem Trauma auftreten kann, nicht nur nach SHT. Bindegewebszellen bilden sich im Heilungsprozess ungesteuert zu Knochenzellen um. Diese lagern sich an Gelenken an und bewirken dort Verkalkungen, die im Extrem zu schmerzhaften Gelenkversteifungen führen können. Der Prozess ist anfangs von außen nicht feststellbar und kann Monate unentdeckt fortschreiten. Problem ist, dass nach der Anfangsphase die Behandlungsmöglichkeiten begrenzt sind.

Orthopädische Probleme sind selten, dann aber sehr schmerzhaft

Nach Halbseitenlähmungen kommt es dazu, dass das Schultergelenk auf der gelähmten Seite nicht mehr durch die Muskeln fixiert wird und der Oberarmknochen (Humerus) an den unteren Rand der Gelenkpfanne rutscht, was sehr schmerzhaft ist. Das Problem wird beim Aufrichten verstärkt. Diese Komplikation, die subluxierte Schulter, ist leicht erkennbar und auch gut behandelbar, unter Umständen beachten Patient:innen mit Neglect ihre Armlagerung aber nicht. Es müssen daher alle Kräfte im Team geschult werden, das Gelenk nicht zu belasten und nicht falsch anzufassen.

3.1.6 Neurochirurgische Probleme: Hydrocephalus, Knochendeckel

Subarachnoidalblutungen oder eine Meningitis können zu einer Beeinträchtigung der Resorption von Liquor an den Hirnhäuten führen. Es entsteht ein Missverhältnis von Produktion und Resorption, der resultierende Liquorstau führt zu Hirndruck, der sich in Leistungsminderung bis hin zur Somnolenz äußert. Nach Subarachnoidalblutungen wird dem oft Rechnung getragen, indem bei Bedarf schon in der Akutphase ein Shunt angelegt wird, fast immer ein ventrikulo-peritonealer Shunt von den Hirnventrikeln zur Bauchhöhle. Machen sich Hirndruckzeichen bemerkbar, kann kurzfristig durch eine Lumbalpunktion Entlastung geschaffen werden, langfristig muss ein Shunt angelegt werden, wozu die Betroffenen in die Neurochirurgie verlegt werden müssen. Auch ein schon zu Beginn angelegter Shunt kann zu Komplikationen führen, er kann verkleben oder sich entzünden. Auch in solchen Fällen ist in der Regel die Verlegung in die Neurochirurgie zur Revision nicht zu vermeiden.

Steigender Hirndruck kann eine große Gefahr darstellen

Bei einem schweren SHT oder einem ausgedehnten Schlaganfall mit Hirnschwellung kann es lebensrettend sein, einen Teil der Schädeldecke zu entfernen und den Defekt mit Hirnhaut und Kopfhaut zu decken. Dies kann im weiteren Verlauf dazu führen, dass das Hirn durch die Knochenlücke herausdrängt und es zu Massenverschiebungen im Schädelinneren kommt. Diese Massenverschiebungen sind oft funktionell sehr ungünstig, zu starke Zugkräfte wirken auf das Hirngewebe ähnlich ungünstig wie Druck. Diese Situation kann Anlass für eine Verlegung in die Neurochirurgie sein, wo nach Rückgang der Schwellung der Knochendeckel oder ein Ersatzmaterial wieder eingesetzt wird. Von chirurgischer Seite wäre es günstiger zu warten, bis Hirnhaut und Kopfhaut ganz verheilt und besser wieder zu trennen sind. Es hat sich aber erwiesen, dass wegen der Massenverschiebungen das Ergebnis der Rehabilitation nach Wiedereinsetzen besser ist, als wenn lange zugewartet wird. Die Kranioplastik kann also Grund sein, die Rehabilitation kurze Zeit zu unterbrechen.

3.1.7 Lähmungen und Spastik

Nach Schädigung von Hirn oder Rückenmark sind Lähmungen anfangs immer schlaff. Nach Tagen bis Monaten entwickelt sich in unterschiedlichem Ausmaß eine Spastik, eine Erhöhung des Ruhetonus, also der Muskelanspannung im Ruhezustand. Typisch für Spastik ist, dass der Tonus bei raschem passivem Durchbewegen anfangs sehr hoch ist und dann nachlässt. Das Ausmaß der Spastik wird auf der Modifizierten Ashworth-Skala von 0 (nicht vorhanden) bis 4 (unüberwindlich) notiert. Ursache sind komplexe Reorganisationsprozesse im Zentralnervensystem, bei denen sich das Wechselspiel von hemmenden und bahnenden Systemen ändert und in der Folge auch die Verkürzungs- und Verlängerungsfähigkeit der Muskeln. Im Extrem verlieren die Muskeln die Verlängerung und es resultieren spastische Kontrakturen. Dem kann in Grenzen vorgebeugt werden, indem die Muskeln passiv durchbewegt werden. Insbesondere an den oberen Extremitäten betrifft die Spastik die natürlicherweise kräftigeren Beugemuskeln. Schon 1929 hat der berühmte Neu-

Spastik entwickelt sich erst im Verlauf und ist lageabhängig

rologe Lord Brain (er hieß tatsächlich so) den Einfluss der Schwerkraft auf den Bewegungsapparat nachgewiesen. Eine Beugespastik entwickelte sich bei Versuchstieren in Rückenlage stärker, in Bauchlage weniger (Brain, 1929). Demgemäß ist nicht nur Durchbewegen wichtig, sondern auch häufiger Wechsel der Lagerung, möglichst bald auch der Übergang zum Sitzen und zum Stehen, anfangs mit Hilfe und in Stehgeräten. Nach Möglichkeit sollte auch rasch mit passiven und aktiven Bewegungen begonnen werden.

Die Prinzipien motorischer Rehabilitation können hier nur verkürzt angesprochen werden. Im Prinzip sind zwei Strategien zu kombinieren. In jedem Fall sollte hochfrequent geübt werden, wobei Bewegungshilfen eingesetzt werden können. Dies beinhaltet repetitives Üben, wofür bei NNFR-Patient:innen anfangs Ausdauer, Aufmerksamkeit und Motivation nicht ausreichen. Hochfrequentes repetitives Training erhält und fördert die Bewegungsfähigkeit und die Intaktheit der zentralen motorischen Bahnen. Dies gilt zum Beispiel für stark automatisierte Bewegungen wie das Gehen, wobei Hilfen wie beispielsweise das Laufband zum Einsatz kommen. Nach Möglichkeit sollte auch bald mit zielorientiertem (task-oriented) Arbeiten begonnen werden. Ein großer Teil menschlicher Bewegung ist nicht automatisiert, sondern gezielt, vorausschauend geplant und objektorientiert: In der Sportpädagogik spricht man von intransitiven und von transitiven Bewegungen. Letztere sind ziel- und objektorientiert, wie etwa bei einem Ballspiel. Dies betrifft vor allem die Feinmotorik der Hände und der oberen Extremitäten.

Je nach Schädigungsbild kommen repetitives und zielorientiertes Training kombiniert zum Einsatz. Außerdem ist entsprechend dem Erkrankungsbild zu entscheiden, in welchem Maße schädigungsorientiertes und inwieweit kompensatorisches Training einzuplanen ist. Dabei bedeutet schädigungsorientiert, dass versucht werden muss, eine verlorene Funktion wieder herzustellen, dies muss in jedem Fall über längere Zeiträume verfolgt werden. Die Wiederherstellung verlorener Funktionen gelingt häufig zumindest in gewissen Grenzen.

3.1.8 MRSA und andere resistente Hospitalkeime

Patient:innen in der NNFR haben Infektionen überstanden oder ziehen sich neue zu. Das bedingt den Einsatz von Antibiotika und bringt das Problem zunehmender Resistenz von Keimen gegen Antibiotika mit sich. Dies ist das größte Hindernis für die Frührehabilitation geworden. Seit etlichen Jahren ist der häufigste resistente Keim der Methicillin-resistente Staphylokokkus aureus *(MRSA)*. Im Jahr 2017 ergab eine Erhebung in zehn Zentren in Deutschland, dass jeder siebte Behandelte (14.5 %) mit MRSA besiedelt war, überwiegend schon aus der Akutmedizin mitgebracht (Rollnik et al., 2017). Der größte Teil dieser Betroffenen entwickelte keine Symptome, wegen der Ansteckungs-

Hospitalkeime sind ein Hindernis für therapeutische Angebote

gefahr sind jedoch alle Betroffenen in Isolation zu behandeln. Das bedeutet separate Räume und Hygienemaßnahmen, insbesondere ist die Infektionsgefahr an Kanülen und Sonden erhöht und erfordert spezielle Vorkehrungen. Vor allem der dauernde Wechsel der Schutzkleidung und der Materialien ist eine hohe Belastung für das Personal und erschwert die Behandlung.

In den letzten Jahren haben sich Resistenzen gegen Antibiotika bei weiteren Keimen vermehrt, man spricht von Multiresistenten Hospitalkeimen, beispielsweise *ESBL* (Extended Spectrum Beta-Laktamase) oder *MRGN* (Multiresistente Gram-Negative Keime). Die Überwachung der Verbreitung von MRSA ist noch relativ einfach, durch Zunahme anderer resistenter Keime ergibt sich ein höherer Bedarf an Laboruntersuchungen und weiteren Maßnahmen. Nicht zuletzt steigen die Kosten, im Jahr 2018 wurden Mehrkosten von mehreren hundert Euro pro Krankenhaustag errechnet. Auch wenn die Betroffenen meist keine Symptome haben, können sie im Verlauf an weiteren Infekten, vor allem Harnwegsinfekten, erkranken. Noch gibt es für die meisten Keime Reserveantibiotika, diese sind teuer und bringen vor allem die Gefahr zusätzlicher Resistenzen, so dass über den Einsatz von Antibiotika sehr kritisch zu entscheiden ist. Hauptproblem ist, dass Keime wie MRSA dauerhaft siedeln und nur durch systematische Desinfektion zu entfernen sind. Manche Betroffene müssen mit Problemkeimen entlassen werden. Insgesamt zeigen Erhebungen, dass das Ergebnis der Rehabilitation bei Patient:innen mit Hospitalkeimen schlechter ist. Dies dürfte aber nicht vornehmlich an den Keimen liegen, sondern am schlechteren Allgemeinzustand dieser Personen, der Infekte und Resistenzen begünstigt.

Neu ist auch in der NNFR die Verbreitung von Corona-Viren hinzugekommen, die neben der Isolation der Patient:innen auch langdauernde kognitive Beeinträchtigungen zur Folge haben können.

3.2 Medizinisch-therapeutische Behandlungsmethoden

3.2.1 Stimulantien

Der Einsatz stimulierender Medikamente kann den Erfolg der Frührehabilitation verbessern. Allerdings können stimulierende Medikamente nur dann erkennbaren Nutzen haben, wenn sie gleichzeitig eingesetzte Maßnahmen von motorischem und kognitivem Training verstärken.

Amantadin hat sich im klinischen Alltag bewährt. Bei bestimmten Patient:innen, die zunächst im Wachkoma sind, verkürzt sich die Dauer der Reaktionslosigkeit und die Vigilanz bessert sich (Anghinah et al. 2018). Auch gibt es Hinweise, dass die Ablenkbarkeit und Irritierbarkeit bei Schädel-Hirn-Verletzten gedämpft werden im Sinne eines günstigeren Signal-Rausch-Verhältnisses. Amantadin ist ein schwacher Antagonist des NMDA-Rezeptors, es erhöht die Freisetzung von Dopamin und blockiert die Dopamin-Rückaufnahme in die freisetzende Zelle, so dass mehr Dopamin an den Nervenzellen zur Verfügung steht. Konsequenterweise kann auch *Levodopa* (L-Dopa) direkt verordnet werden, durchaus auch in Kombination mit Amantadin (Lal, Merbitz & Gripp, 1988). Entscheidend ist die Dosierung, zu hohe Dosen können zu ungünstigen Erregungszuständen führen (McDowell, Whyte & d'Esposito, 1998).

In der Frührehabilitation erprobte Stimulantien wie Amantadin können das Wiedererlangen von Kontaktfähigkeit beschleunigen

Acetylcholin ist der wichtigste Transmitter bei kognitiven Prozessen, dementsprechend liegt es nahe, Acetylcholin-Rezeptor-Agonisten wie *Donepezil* zur Verbesserung kognitiver Leistungen einzusetzen. Sie werden mit begrenztem Erfolg bei Demenzen eingesetzt, bei Hirnschädigungen seltener (Ballesteros et al., 2008). Ähnliches gilt für Methylphenidat und Amphetamine (Siddall, 2005). Für einzelne Funktionsstimulationen wurden weitere Substanzen erprobt wie etwa Modafinil gegen Fatigue (Borghol et al., 2018) und Agomelatin zur Regulierung des Schlaf-Wach-Rhythmus (Anghinah et al., 2018).

3.2.2 Sedativa

Sedierende Medikamente sollten in der neurologischen Rehabilitation nach Möglichkeit vermieden werden. Durch die Analyse von Unruhe und Erregungszustände der Patient:innen lassen sich Störquellen identifizieren und verändern. Medikamente sind in der NNFR leider nicht immer verzichtbar, Umgebungs- und Verhaltensmodifikation sollte aber stets Vorrang haben.

Sedierende Medikamente sollten in der Frührehabilitation vermieden werden

Auch ohne Störreize kommt es zu Erregungszuständen mit vegetativen Entgleisungen, die für die Betroffenen quälend sind und den Rehabilitationsfortschritt gefährden. Dagegen können beta-Blocker wie *Propranolol* mit Wirkung auf das vegetative und geringer auch auf das zentrale Nervensystem eingesetzt werden (Murry et al., 2016). Ähnlich gut wirksam ist der kompetitive alpha-Rezeptor-Agonist *Clonidin,* der auch in der Entzugsbehandlung verwendet wird (Bower et al., 2010). Bei anhaltenden Unruhezuständen können auch Antiepileptika eingesetzt werden, wie *Lamotrigin* (Pachet et al., 2003) oder *Valproat* (Dikmen et al., 2000).

Benzodiazepine wie Midazolam oder Clonazepam wirken rasch angstlösend, sollten aber nur für kurzzeitige Interventionen eingesetzt werden, weil die nachteiligen kognitiven Effekte, insbesondere Amnesie und Wahrnehmungsverzerrungen, deutlich überwiegen. Ihr kurzfristiger Einsatz ist bei unangenehmen operativen Eingriffen und Interventionen hilfreich, bei langfristigem Einsatz kommt es zu rascher Gewöhnung (Larson & Zollman, 2010; Benkert & Hippius, 2021).

3.2.3 Psychopharmaka: Antidepressiva, Neuroleptika

Nach Schlaganfällen kommt es bei fast der Hälfte der Betroffenen zu depressiven Zuständen (Bogousslavsky, 2003), dies dürfte ähnlich auch für andere Hirnverletzte gelten (Plantier, Luauté & SOFMER group, 2016). Auch gegen Ängste können antidepressive Medikamente durchaus wirksam helfen, zumal sich mit ihnen auch die kognitive Leistungsfähigkeit verbessert.

SSRI-Antidepressiva haben günstige Effekte auf Kognition und Stimmung

Serotonin ist ein Transmitter im Nervensystem, der Kognition erleichtert und Angst mindert. Daher hat sich die Gabe von SSRI-Antidepressiva etabliert, die als Serotonin-Agonisten wirksam sind, vorrangig *Citalopram* (Rapoport et al., 2008) und *Sertralin* (Baños et al., 2010).

Klassische trizyklische und tetrazyklische Antidepressiva werden in der Psychiatrie gegen Depression und Angst breit eingesetzt, in der NNFR nur begrenzt. Bei den meisten besteht eine deutliche anticholinerge Wirkung, erkennbar unter anderem durch Mundtrockenheit und eventuell Harnverhalt. Dieser ausgeprägte anticholinerge Mechanismus kann sich negativ auf kognitive Funktionen auswirken (Cookson, 1993).

Neuroleptika sind in der Frührehabilitation nur mit Vorsicht einzusetzen

Neuroleptika helfen in der Psychiatrie gegen Erregungen und Wahn bei Psychosen. Sie sind in der NNFR ebenfalls nur mit Vorsicht einzusetzen. Probleme sind zum einen die Beeinträchtigung kognitiver Funktionen, unter Umständen nicht nur während des Einsatzes, sondern auch längerfristig danach. Zum anderen ist die sogenannte neuroleptische Schwelle nach Hirnschädigung herabgesetzt, so dass extrapyramidale Störungen der Motorik schon bei niedriger Dosierung auftreten und anhaltend fortwirken können (Benkert & Hippius, 2021). Diese Probleme gelten ebenso für schwache (niederpotente) Neuroleptika und das neuroleptika-ähnliche Metoclopramid als Mittel gegen Übelkeit (Al-Jaadi et al., 2020).

Ähnliche Vorsicht ist bei Halluzinationen von Hirnverletzten geboten. Verkennungen werden besser durch realitätsfördernde Maßnahmen behandelt, wogegen Neuroleptika das Wiedererlernen von Handlungsschritten und die Realitätskontrolle eher verhindern. Entscheidend ist die Belastung der Betroffenen durch ihre Störungsbilder, was zum Beispiel beim Alien-Hand Syndrom (mit motorischen Entäußerungen bis hin zur Selbstverletzung) oder ausgeprägten wahnhaften Ängsten der Fall sein kann. In solchen Fällen können Neuroleptika in niedriger Dosierung hilfreich sein.

Schmerzen sollten nicht nur medikamentös behandelt werden (Lagerung, physikalische oder elektrische Behandlung)

3.2.4 Schmerzmittel

Schmerzen treten bei den Patient:innen in der NNFR häufig auf, und die Ursachen lasen sich meist nicht kurzfristig beheben. Bei leichten Beschwerden werden sogenannte periphere Schmerzmittel wie *Paracetamol* oder *Metami-*

zol (Novaminsulfon) eingesetzt, die keine Wirkung auf das Zentralnervensystem haben. Auf der nächsten Stufe wird ein peripheres mit einem zentralwirksamen Mittel kombiniert, zuerst mit schwachen Opioiden wie *Dihydrocodein*. Auf der dritten Stufe werden diese soweit nötig durch starke Opioide wie *Morphin* oder *Oxycodon* ersetzt (Cohen et al., 2004; Ivanhoe & Hartmann, 2004).

Liegt die Ursache für die Schmerzen im ZNS, wirken periphere Schmerzmittel nicht. Sehr quälend ist der Thalamusschmerz durch Schäden im Zwischenhirn, der auch nach Schlaganfällen auftreten kann. Mittel der Wahl sind hier Antiepileptika, alternativ oder zusätzlich Antidepressiva. In Extremfällen müssen starke Opioide eingesetzt werden.

3.2.5 Antispastische Behandlung

Trotz Anwendung physikalischer und physiotherapeutischer Maßnahmen führen neurologische Schäden in Rückenmark und Hirnstamm oft zu Spastik. Neben aktivierenden physikalischen Maßnahmen wie Lagewechsel, Aufrichtung, Mobilisierung und Bewegungstraining gehört zur antispastischen Behandlung auch die Verhinderung von spastik-fördernden Schmerzen (Ward, 2002).

Orale Antispastika bewirken Müdigkeit und Schwäche

Orale Medikamente kommen in der Spastikbehandlung nur zurückhaltend zum Einsatz, vorrangig *Baclofen* und *Tizanidin*. In geringer Dosierung ist die antispastische Wirkung unbedeutend, in hoher Dosierung wird Aufmerksamkeit und sogar Wachheit gemindert (Kita & Goodkin, 2000). Bei vielen Betroffenen ergibt sich ein sogenanntes negatives Wirkungsprofil, das heißt, der sedierende Effekt überwiegt die antispastische Wirkung. Alternativ kann Baclofen über einen spinalen Katheter verabreicht werden. Dadurch wird die Dämpfung der Hirnleistung vermieden (Ertzgaard et al., 2017). Zu bedenken ist aber, dass nicht nur die Spastik, sondern auch generell Muskelkraft vermindert wird, da das Baclofen auch auf die nicht von Spastik betroffenen Muskeln wirkt.

Die Botox-Behandlung sollte durch Physiotherapie ergänzt werden

Botulinum-Toxin kann besser gezielt an den jeweils betroffenen Muskelgruppen eingesetzt werden. Die Substanz wird in die spastische Muskulatur injiziert und schwächt diese für einige Wochen. Vorteil ist der lokale Effekt, Nachteil ist die länger anhaltende Wirkung, die nicht rückgängig gemacht werden kann (Dressler et al., 2017).

Spastische Kontraktion und Verkürzung von Muskeln kann zu anhaltenden Kontrakturen führen. Es kann sinnvoll sein, die Extremitäten mit Gipsverbänden in zweckmäßiger Stellung zur fixieren. Eine vorherige Gabe von Botulinum-Toxin verhindert, dass die Muskeln gegen den Gips drücken. In Extremfällen sind vereinzelt Operationen wie eine Sehnenverlängerung auf Dauer nicht zu vermeiden.

3.2.6 Mobilisationshilfen und Hilfsmittelversorgung

In der NNFR steht eine Fülle von Hilfsmitteln zur Verfügung. Hier können nur einige der wichtigsten beispielhaft genannt werden. Über die umfassende Datenbank von www.Rehadat.de vom Institut der deutschen Wirtschaft können fast alle Hilfsmittel abgerufen werden.

Bei Übernahme in die NNFR sind die Patient:innen meist immobil. So bald wie möglich sollte Stehen und Sitzen ermöglicht werden. Klinikbetten ermöglichen das Aufrichten zum Sitzen, Spezialbetten auch das Kippen bis zum Stehen. Hierfür gibt es *Stehpulte,* an denen die Betroffenen zunächst mit Gurten gesichert werden können, wegen möglicher Kreislaufstörungen muss dabei eine Aufsicht durch qualifiziertes Personal gewährleistet sein.

Frühzeitig sollten auch Bewegungen geübt werden. Das Gehen wird auf Gehübungsgeräten vorbereitet. Diese bestehen meist aus Gurten, die es ermöglichen, den Körper zu stützen und die Schwerkraft überwiegend auszuschalten. In dieser Vorrichtung werden die Beine auf ein *Laufband* gestellt und zuerst von Therapeut:innen nach vorn gesetzt, bis eigene Schritte wieder möglich werden (Hesse et al., 2006). Bei Verfügbarkeit kann auch ein *Stepper* eingesetzt werden, ein Gerät, das Schritte auf getrennten Fußrasten erlaubt, was gegenüber dem Laufband besser normale Gelenkwinkel ermöglicht. Es hat sich erwiesen, dass das Gangtraining Balance und Symmetrie der Bewegungen fördert. Über die Schwerkraftentlastung hinaus sind verschiedene Arten von sogenannten Exoskeletten als Stützstrukturen entwickelt worden, die am Körper angebracht werden und die Bewegung der Extremitäten erleichtern. Dabei können die Bewegungen durch Therapeut:innen oder Motoren in Gang gesetzt werden. Bei weiterentwickelten Modellen wird durch Servomechanismen mit Rückkopplung die körpereigene Aktivität automatisch verstärkt, und die Verstärkung wird reduziert, je mehr die Betroffenen selbst aktiv werden können. Für die oberen Extremitäten sind *Armtrainer* erprobt, bei denen der gelähmte Arm ebenfalls zur Schwerkraftentlastung in ein Gestell eingelegt wird und dann passiv oder aktiv Bewegungen ausführt, meist Ausstrecken, Beugen und Greifen (Hesse et al., 2008).

Repetitives motorisches Training hat sich in der Frührehabilitation etabliert

Repetitives Training hilft gegen Schwäche und Spastik, der größte Teil normaler Bewegungen ist aber zielorientiert und differenziert. Daher sollte möglichst hochfrequent trainiert werden, aber das repetitive Training nach Möglichkeit durch zielorientierte Aufgaben ergänzt werden. Es hat sich gezeigt, dass passive und auch repetitive aktive Übungen in der Tendenz Aufmerksamkeit und Mobilität fördern, und damit aktive zielorientierte Motorik verbessern helfen. Häufig können auf diese Weise verlorene Fertigkeiten wiedererlangt werden, was immer Hauptziel der Rehabilitation ist.

Im Verlauf der Rehabilitation muss sich zeigen, in welchem Maße Restitution möglich ist, oder inwieweit Kompensation angestrebt werden muss. Als grobe Faustregel kann gelten: Bei Halbseitenlähmungen lässt sich das Gehen durch repetitives Training besser wiederherstellen, da Gehen selbst eine repetitive Aktion ist, die vereinfacht gesagt weitgehend von Regelkreisen im Rückenmark automatisiert ausgeführt und vom Hirn kontrolliert und angepasst wird. Die Funktionen von Hand und Fingern sind komplexer und schwieriger wiederherzustellen. Bei Schlaganfällen sind bedingt durch die anatomischen Verhältnisse im Versorgungsgebiet der meist betroffenen Arteria cerebri media häufig auch die oberen Extremitäten mehr gestört als die unteren.

Noch komplexer ist die Wiederherstellung von Sprache und Kommunikation. Dies betrifft die Sprachkompetenz, aber auch die Sprechmotorik. Bei Schäden der Hemisphären, aber auch des Hirnstammes, können Sprechen und Schlucken schwer gestört sein. Dies erzwingt bei den am schwersten Betroffenen den Einsatz einer Trachealkanüle. Wenn hier zumindest zeitweise auf die Blockung des Cuffs verzichtet werden kann, kann stimmhaftes Sprechen mittels *Sprechventil*-Aufsatz ermöglicht werden. Hier öffnet eine Membran beim Einatmen den Luftweg, beim Ausatmen wird aber das Ventil verschlossen, so dass die Luft durch den Kehlkopf und damit die Stimmbänder fließen kann. Die Patient:innen müssen oft erst wieder Atemkoordination und Anblasedruck trainieren.

Als Kompensation für das Sprechen können Mimik, Gestik und das Schreiben genutzt werden. Bei fehlender Fingerkraft, Armfunktion oder Ataxie ist Schreiben zumindest durch Tippen mit (angepasstem) Laptop oder *Tablet* möglich. Wenn keinerlei Handfunktion vorhanden ist, gibt es Systeme zur Steuerung mit Gesten oder anderen Bewegungen. Speziell für Tetraplegiker und Patient:innen im Locked-in Syndrom gibt es seit einigen Jahren gut funktionierende *Eyetracker*, die Augenbewegungen registrieren und diese über einen Bildschirm in Informationen umsetzen.

Störungen von Sprechen und Sprache können durch geeignete Hilfsmittel teilweise kompensiert werden

Eine gänzlich andere Situation ist eine Störung der Sprachfunktionen, auch des Sprachverständnisses, bei den verschiedenen Aphasien. In solchem Fall gibt es neben Mimik und Gestik die Möglichkeit der sogenannten *unterstützten Kommunikation* (UK). Diese nutzt allgemeinverständliche Bilder und Symbole, die auf Kommunikationstafeln dargestellt sind. Für die Rückkehr in die häusliche Umgebung sind seit einigen Jahren *Umfeldsteuerungssysteme* mit Fernbedienung an Bett oder Rollstuhl verfügbar.

3.2.7 Apparative Stimulationsverfahren

Der Erfolg der Therapie in der Frührehabilitation kann durch Stimulationsverfahren verbessert werden. Zu unterscheiden ist zwischen Verfahren peripherer Stimulation und Hirnstimulation.

Funktionelle Muskelstimulation wird verbreitet eingesetzt

Einzelne Verfahren peripherer Stimulation sind bewährt und verbreitet. Bei der *Funktionellen elektrischen Muskel-Stimulation* (FES) werden Elektroden auf der Haut über bestimmten Muskeln angebracht und mit schwachem Gleichstrom gereizt. Wirksam ist die *getriggerte FES,* bei der Elektroden die schwache Innervation oder Muskelaktivität registrieren und verstärken. Ziel ist nicht, die Muskelkraft durch periphere Stimulation zu ersetzen, sondern die motorischen Bahnen im Körper zu stimulieren und wieder zu normaler Aktivität zu führen (Kern, 2014). An den oberen Extremitäten werden häufig gezielt die Strecker stimuliert, da deren Aktivität geringer ist als die der Beuger.

Eine erfolgreiche Methode der *Nervenstimulation* ist die Fußheberstimulation, die nicht durch die Muskelaktivität selbst, sondern durch den Bodenkontakt des Fußes ausgelöst wird und zur Stimulation des Nervus peronaeus (Fußheber) genutzt wird. Im Bereich der Komastimulation wird dies experimentell auch an anderen Nerven erprobt, zum Beispiel am *Medianusnerv.*

Die *Transkutane Elektrische Nervenstimulation (TENS)* dient einem anderen Zweck, nämlich der Schmerzbehandlung mit Stromreizen als gepulstem Gleichstrom oder Wechselstrom. Das Verfahren ist im Einzelfall recht wirksam, und zwar bei peripheren Schmerzen, weniger wirksam ist es indessen bei zentralen Schmerzen wie etwa nach Thalamusläsion (Pothmann, 2010).

In verschiedenen Zentren für NNFR wird direkte Hirnstimulation durchgeführt. Am wirksamsten sind dabei zwei Methoden, die repetitive Magnetstimulation (rTMS) und die transkranielle Gleichstromstimulation (tDCS). Da für einen begrenzten Zeitraum nach Schädigung einer Hemisphäre die kontraläsionale vermehrt aktiv wird, entstehen störende Interferenzen. Damit wird der selektive Einsatz von Neuronenpopulationen der geschädigten Seite behindert und ihre Regenerationsmöglichkeit reduziert. Die Hirnstimulationsverfahren beabsichtigen eine Aktivierung der Neuroplastizität, indem sie hyperaktive Areale hemmen und Hirnareale in der Nähe der Läsion zur Aktivität anregen, welche die gestörte Funktion übernehmen und dadurch zum Therapiefortschritt beitragen können.

Die *repetitive Magnetstimulation (rTMS)* wird durch Magnetspulen bewirkt, die über die Kopfhaut gehalten werden. Das Magnetfeld wird genutzt, indem man die geschädigte Seite anregt und die kontraläsionale Hemisphäre hemmt. Der Effekt wird bei Lähmungen eingesetzt und gleichermaßen bei Aphasien während der logopädischen Übungen. Die Behandlung mit der rTMS muss über einige Wochen täglich angewendet werden, zum Beispiel täglich 20 Minuten lang. Die Behandlung ist schmerzlos. Voraussetzung ist immer, dass die gestörten Funktionen zugleich mit üblicher Therapie behandelt werden, also mit Physiotherapie beziehungsweise Sprachtherapie.

Bei der *transkraniellen Gleichstromstimulation (tDCS)* werden zwei Elektroden-Pads auf dem Schädel angebracht, durch die ein Gleichstrom von der geschädigten Hemisphäre über die Gegenseite geleitet wird. Dadurch wird auf der Seite der Anode (Pluspol) eine Verstärkung, auf der Seite der Kathode eine Hemmung der neuronalen Aktivität bewirkt. Die Nutzung erfolgt analog wie bei der rTMS meist dergestalt, dass über der geschädigten Seite verstärkt und gleichzeitig über der Gegenseite gehemmt wird. Die Anwendung erfolgt über mehrere Wochen täglich für rund 20 Minuten lang. Auch bei der tDCS ist zugleich konventionelle Therapie während der Anwendungsphase erforderlich (Zaninotto et al., 2019).

Diese Therapien sind nicht in allen Kliniken verfügbar. In der Forschung werden außerdem weitere Methoden erprobt wie etwa transkranielle Ultraschallstimulation, Infrarotlaser- und fokussierte Stoßwellentherapie u. a., allerdings bisher mit weniger überzeugenden Ergebnissen. Der Literatur zufolge hat sich auch der Einsatz von Wechselstrom weniger bewährt. Alle genannten Verfahren sind nicht-invasiv. *Invasive Hirnstimulation* hat sich bei Parkinson-Syndrom und insbesondere bei Tremor bewährt. Sie ist in der NNFR zur Stimulation bei Patient:innen mit anhaltenden Bewusstseinsstörungen erprobt worden (Vanhoecke & Hariz, 2017).

Spezielle Verfahren wie repetitive Magnetstimulation, transkranielle Gleichstrombehandlung oder tiefe Hirnstimulation sind nur in wenigen Zentren verfügbar

3.3 Spezielle Therapie-Konzepte

Es gibt eine Vielzahl bewährter Einzelverfahren, von denen die meisten nur bedingt für Schwerstbetroffene geeignet sind. Viele setzen ein Minimum an Vigilanz, Aufmerksamkeit und Ausdauer voraus.

Die *Constraint-Induced Movement Therapie (CIMT),* früher auch Forced-Use Therapie, wurde von dem amerikanischen Verhaltensneurologen Taub entwickelt (Taub et al., 1999). Sie wird bei Halbseitensyndromen eingesetzt. Der nicht gelähmte Arm wird zeitweise immobilisiert, dadurch wird der gelähmte Arm herausgefordert. Dies beruht auf der Erkenntnis, dass nicht nur der Gebrauch, sondern auch der Nichtgebrauch von Extremitäten erlernt wird („learned non-use"). Voraussetzungen für das Training sind: Die Seite darf nicht komplett gelähmt (hemiplegisch) sein, ein Rest von Bewegungsfähigkeit muss gegeben sein. Aufmerksamkeit und Wahrnehmung sollten ausreichen und Kooperationsbereitschaft der Patient:innen muss vorliegen.

Die *Spiegeltherapie* wurde von dem US-amerikanischen Neurowissenschaftler Ramachandran nach Beobachtungen bei Phantomglied-Patient:innen entwickelt (Ramachandran & Rogers-Ramachandran, 2019). Bei der Spiegeltherapie werden Bewegungen der gestörten Körperseite, in der Regel der Hand, geübt. Diese ist hinter einem Spiegel verborgen und für die Personen nicht sichtbar. Die Bewegungen werden mit der gesunden Seite ausgeführt und dabei im Spiegelbild beobachtet. Durch die Reflektion entsteht der Eindruck, als würde sich die beeinträchtigte Hand ebenso bewegen wie die gesunde.

Zusätzlich kann die gestörte Hand durch Berührung stimuliert werden. Die Bewegungsvorstellung fördert den Wiedereinsatz der betroffenen Seite.

Enriched Environment bezeichnet den Ansatz, dass Therapien bessere Wirkung zeigen, wenn sie in anregender Umgebung stattfinden. Der Ansatz wurde bereits um 1950 von dem kanadischen Psychologen Hebb verfolgt: In Tierversuchen ließ sich bessere Hirnleistung erreichen, wenn den Tieren Anreize wie Treppen, Schaukeln oder dergleichen geboten wurden. Inzwischen wurde nachgewiesen, dass sich bei Tieren in anregungsreicher Umgebung vermehrt und schneller Synapsen, also Nervenverbindungen, bilden und sich Lernerfolge schneller einstellen (Kovesdi et al., 2011). Diese Erfahrungen wurden auch in der stationären Rehabilitation aufgegriffen. Dabei wird versucht, das anregungsarme Krankenhausmilieu anzureichern mit vertrauten Alltagsobjekten, Bildschirmen, Büchern, Spielen und Beschäftigungsmöglichkeiten, auch mit geeigneten Computer- oder Smartphone-Programmen. Untersuchungen haben ein schnelleres Erreichen von besseren Werten auf der rehabilitationsspezifischen FIM-Skala belegen können (McDonald et al., 2016).

Ein anregendes und emotional aktivierendes Umfeld stimuliert die neuronale Reorganisation

Auch bei bewusstseinsgestörten Patient:innen sollte die Therapie nicht vorwiegend passiv, sondern aktivierend sein. Die meisten dafür in der NNFR etablierten Therapiekonzepte sind ursprünglich nicht für Rehabilitation Erwachsener entwickelt worden. Dazu gehört die *Basale Stimulation* aus der Behindertenpädagogik. Hierbei werden den begrenzt wahrnehmungsfähigen Menschen gezielt taktile, visuelle und akustische Reize angeboten, womit Reaktionen gefördert werden.

Therapie nach den Prinzipien der *Kinästhetik* fördert die Bewegungswahrnehmung, ihre Entwickler:innen standen in Kontakt mit dem israelischen Forscher Moshé Feldenkrais, der seinerseits das Konzept der „Bewusstheit durch Bewegung“ entwickelte, das durch bewusste Wahrnehmung der Propriozeption bessere Bewegungsfähigkeiten anbahnen soll (Feldenkrais, 2020). Verbreitet ist auch die Therapie nach dem *Bobath-Konzept*. Theoretische Grundannahmen dieses Konzeptes zur Bedeutung von Reflexen sind nicht mehr haltbar. In der Praxis bietet das Konzept dennoch nutzbare Hinweise auf die Bedeutung von Lagerung und Lagewechsel, was besonders von Pflegekräften vielfach genutzt wird (Gjelsvik, 2017).

Alle genannten Therapien fokussieren auf die Selbstwahrnehmung in Propriozeption und Bewegung. Für die Wiederherstellung von Alltagskompetenzen sind gleichermaßen die *Interaktion* mit der Umwelt und die Wiedererlangung der Fähigkeit zu selbständigem zielgerichtetem Handeln wichtig. Krakauer entdeckte, dass in Tierversuchen die Tiere mehr und bessere Leistungen vollbrachten, wenn ihnen Möglichkeiten zu selbstgesteuerter Tätigkeit wie etwa beim Spielen geboten wurden und sie die Welt spielerisch erforschen und Möglichkeiten selbständig erproben konnten. Bei den meisten gängigen Therapiemethoden werden Aufgaben vorgegeben und durchgearbeitet, was Selbständigkeit und Problemlösefähigkeiten wenig fördert. Krakauer hat aufgrund dessen unter anderem therapeutische Computerspiele entwickelt, die aber noch nicht in deutscher Sprache verfügbar sind. *Spielerische Aufgaben* werden allerdings schon in der Schlaganfall-Rehabilitation erprobt (Krakauer & Cortes 2018). In jedem Falle ist der Ansatz zukunftsweisend.

Motivation und Eigenaktivität müssen gefördert werden

Beginnender Einsatz zeigt sich für Videotherapie mit Filmen oder Arbeiten in *Virtueller Realität (VR)* mit computergesteuerten Bildern und Tönen (Maggio et al., 2019). Soweit möglich, kann mit den Betroffenen auch versucht werden, Bewegungen gedanklich zu erarbeiten und zu begleiten. Die Nutzung von Bewegungsvorstellungen hat sich bei Sportler:innen bewährt, bei Halbseitengelähmten hat dies den besonderen Vorteil, dass beide Hirnhälften und ihre Verbindungen aktiviert werden. Diese Ansätze haben auch schon in kleinen Studien Vorteile gezeigt (Dettmers et al., 2016).

Erste Ansätze gibt es im Einsatz von Hirn-Computer-Schnittstellen *(Brain-Computer-Interface)*. Diese sind vielversprechend als Hilfe für nicht äußerungsfähige Betroffene, insbesondere schwerbetroffene Locked-in-Patient:innen, die sich nicht zureichend mit Augenbewegungen äußern können. Deren EEG (vorzugsweise als hochauflösendes EEG mit vielen Elektroden) oder Evozierte Potentiale werden aufgezeichnet und diese mithilfe von Computerprogrammen analysiert (Vansteensel et al., 2016). Es können Fragen oder Aufgaben von Betreuenden oder von Computerbildschirmen vorgegeben werden und die Reaktionen der Betroffenen registriert werden. Bei ersten Erprobungen an Einzelfällen hat es sowohl Erfolge als auch Rückschläge gegeben. Die Methode ist sehr zeitaufwendig und erfordert eine gute technische Ausstattung, für Betroffene ist sie aber eine vielversprechende Perspektive.

4 Neuropsychologie in der Frührehabilitation

Die Klientel der NNFR umspannt das gesamte Spektrum von motorisch schwerstbehinderten bis hin zu mobilen Patient:innen. Der Grad der Bewusstseinsstörungen kann von Wachkoma (UWS) mit primär vegetativen Reaktionen über minimalbewusste Patienten mit gelegentlicher Kontaktfähigkeit (MCS) bis zu überwiegend bewusstsseinsklaren, aber in ihrer Reaktionsfähigkeit noch stark eingeschränkten Patient:innen (FIS) variieren. Auch die kognitiven Leistungen variieren bei diesen von geringer bis maximaler Beeinträchtigung. Bei funktionell interaktionsfähigen FIS-Patient:innen können schwere kognitive Syndrome wie posttraumatische Amnesien (PTA), ausgeprägte Apraxien und globale Aphasien die Mitarbeitsfähigkeit erschweren. Für eine individuell angepasste Therapie sollte zuerst eine differenzierte Diagnostik erfolgen, doch in dieser frühen Phase sind diagnostische und therapeutische Interventionen unweigerlich miteinander verwoben. Patient:innen mit schweren neurologischen Ausfällen sind noch nicht standardisiert testbar und erfüllen oft über viele Wochen hinweg nicht die Voraussetzungen für eine systematische Diagnostik. Durch Einschränkungen der Interaktionsfähigkeit wird auch bei primär neuropsychologischen Störungsbildern wie Neglect und Amnesie vor entsprechenden indikativen Therapiemaßnahmen zuerst die Erarbeitung einer generellen Handlungs- und damit Mitarbeitsfähigkeit erforderlich sein (Kap. 4.2).

4.1 Besonderheiten der Frührehabilitation

4.1.1 Setting

Patient:innen der Frührehabilitation sind noch nicht lange mobilisierbar

In der NNFR finden die neuropsychologischen Termine meist am Krankenbett (bedside) statt, da die Patient:innen wenn überhaupt nur kurze Zeit mobilisierbar sind. Häufig finden die Therapien daher im Zwei- oder auch Mehrbett-Zimmer statt. Es ist daher mit einem ablenkungsreichen Umfeld und mit Unterbrechungen (z. B. durch pflegerische Maßnahmen am Nachbarbett) zu rechnen. Dies stellt spezielle Anforderung an Inhalte, Materialien und Terminplanung. Kürzere aber mehrmals tägliche Einheiten sind sinnvoll, da bei gleicher Therapieminuten-Anzahl die Effekte besser für häufige Termine mit Pausen sind (van Wijk et al., 2012). Die verwendeten Materialien sollten für den bedside-Einsatz geeignet sein (tragbar, auch über liegenden Patienten positionierbar, magnetisch, desinfizierbar), bei Isolation wegen multiresistenter Keime müssen die Vorlagen entweder als Kopie im Patientenzimmer verbleiben oder schwer zu desinfizierende Objekte in Sterilgut-Beutel verpackt werden (Tablet, Laptop). Frühreha-Stationen erfordern und ermöglichen viel Interdisziplinarität, die Therapieinhalte sind oft fachbereich-übergreifend, so dass sich Ansätze überschneiden und ergänzen. Durch die enge Zusammenarbeit von Ärzt:innen, Pflegekräften und Therapeut:innen können Behandlungszeiten von Zimmernachbarn koordiniert, Überlastungen der Patient:innen vermieden und Absprachen bezüglich Therapieinhalten getroffen werden. Die wöchentlichen multiprofessionellen Teambesprechungen erlauben eine gemeinsame Zielsetzung mit interdisziplinärer Entscheidung auch über die Reihenfolge der einzelnen therapeutischen Prioritäten.

4.1.2 Patient:innen

In dieser frühen Rehaphase sind Patient:innen aufgrund der schweren Hirnschädigung in mehreren Funktionsbereichen gleichzeitig beeinträchtigt. Im Vergleich zu Patient:innen der Phase C liegen in der Frührehabilitation die Störungsbilder meist noch in ihrer maximalen Ausprägung vor, so dass z.B. schwerstgradige Amnesien, starke multimodale Neglectsyndrome und globale Aphasien die Mitarbeitsfähigkeit massiv einschränken. Die hirnorganische Läsion ist ursächlich für spezifische Funktionsausfälle (z.B. Aphasie, Gesichtsfeldausfall) und gestörte Teilleistungen (z.B. Zahlenverarbeitung, Bewegungswahrnehmung). Diese Störungen in verschiedenen Leistungsbereichen können sich gegenseitig potenzieren.

Das klinische Bild in der Phase B wird aber primär durch die fehlende Konnektivität des neuronalen Netzwerks im Sinne einer generalisierten Hirnleistung-Störung bedingt. Die veränderten Neurotransmittersysteme beeinflussen die Performanz anfangs weit stärker als die läsionsspezifischen Ausfälle und sind ursächlich für die starken Leistungsschwankungen in dieser frühen Phase. Die Performanz kann trotz stabilem Hirnschädigungs-Status je nach Tagesform, aber auch schon innerhalb einer Therapiesitzung, stark variieren. Die jeweils abrufbare Hirnfunktion ist abhängig vom Zusammenspiel der Hirnläsion und der zur Verfügung stehenden Kapazität des Netzwerks (Abb. 3). Bei guter metabolischer Stoffwechsellage oder nach Erholungsphasen wird sich ein läsionsspezifisches Defizit geringer zeigen. Verschiedene Situationsbedingungen und Aufgabenanforderungen können sich auf die aktuelle Leistungsfähigkeit günstig oder erschwerend auswirken (Einfachanforderung, Schwierigkeitsgrad, etc.). Hier ist es die Aufgabe der NNFR-Therapeut:innen, durch Auswahl des therapeutischen Settings anfangs läsionsspezifische Defizite zu kompensieren, um den Patient:innen wieder eine Interaktion mit der Umwelt zu ermöglichen. Durch ihre fachliche Kompetenz können Neuropsycholog:innen die Untersuchungssituation so optimieren, dass den Patient:innen möglichst viel Netzwerkkapazität zum Handeln zur Verfügung steht.

Die Funktionseinschränkungen ergeben sich aus einer generellen Leistungsminderung sowie den spezifischen Ausfällen

Durch günstige Umweltgestaltung kann die Handlungsfähigkeit der Betroffenen verbessert werden

Die hirnorganischen und situativen Voraussetzungen treffen nun auf eine Person mit ihren individuellen Kompensationsfähigkeiten. Auch wenn der Personenfaktor je nach Bewusstseinsstörung noch einen geringeren Effekt haben mag, lassen sich vertraute Aufgaben und Verhaltensschemata zur Aktivierung und Mitarbeitsförderung nutzen. Persönlichkeitseigenschaften (Ehrgeiz, Anstrengungsbereitschaft, Misserfolgsvermeidung, etc.) und emotionalen Reaktionen lassen sich triggern. Mit eventuell schon in der Therapie erarbeiteten basalen Strategien kann die Bewältigung einer Aufgabe trotz schwerer Hirnschädigung dann durchaus gelingen, was bei den Patient:innen stets zu einer Verbesserung von Bewusstseinsgrad, Partizipation und Wohlbefinden führt. Die endgültig sichtbare Performanz zu einem gegebenen Zeitpunkt wird also

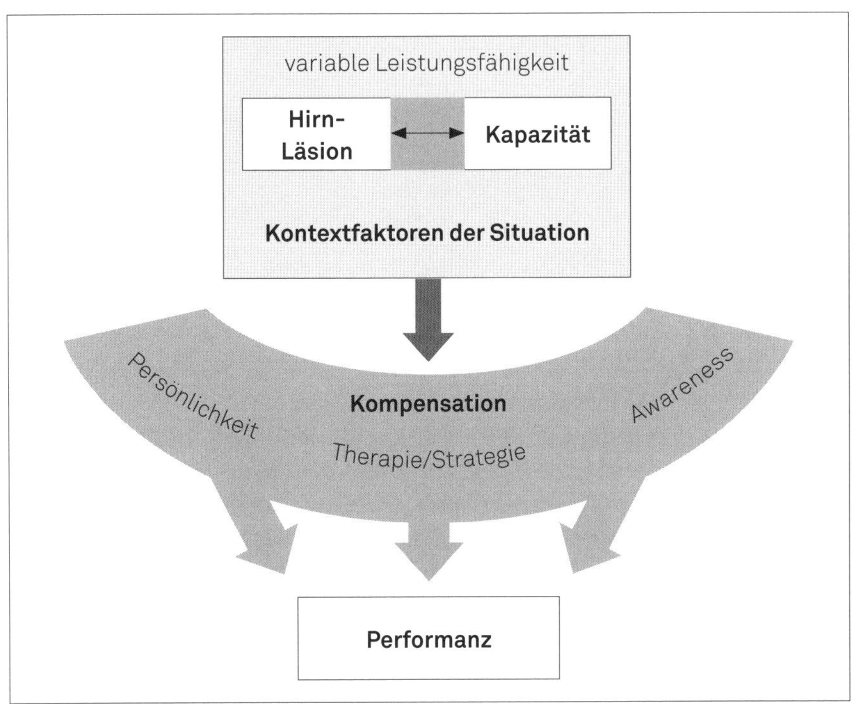

Abbildung 3: Variable intrinsische und externe Einfluss-Faktoren auf das klinische Leistungsbild nach Hirnschädigung

durch die Interaktion aus dem Schädigungsmuster mit den Kontextfaktoren der Situation und den individuellen Personenfaktoren bestimmt (Abb. 3).

Da die Klientel der NNFR zunehmend höhere Altersgruppen umfasst, sollten vor der Hirnschädigung benutzte Seh- und Hörhilfen unbedingt beschafft werden. Notfalls können Informationen auch schriftlich gegeben werden, lautes Ansprechen bis hin zum Anschreien sollten vermieden werden. Neben Visusminderung und altersbedingter Hypakusis können aber auch zerebrale Seh- und Hörstörungen vorliegen, die dann nicht durch Kontextfaktoren wie Brille oder lauteres Sprechen zu beheben sind.

Neben der Hirnschädigung hat die Interaktion des Therapeut:innenverhaltens mit der Patient:innenpersönlichkeit einen Einfluss auf die Performanz

Auch bei schwer Hirngeschädigten ist die Läsion in ihrem Effekt auf das sichtbare Verhalten nur in der Gesamtheit der Person mit ihren Gedanken, Gefühlen und Handlungsroutinen zu sehen. Je nach Tagesform und aktuellem Coping-Mechanismus kann sich die hirnorganische Funktionsstörung somit unterschiedlich stark darstellen. Der Untersuchereffekt ist hier in der NNFR besonders relevant, gelingt es doch nicht allen Behandelnden gleich gut, die Patient:innen zur Interaktion zu animieren. Bei zunehmender Bewusstseinsleistung können dann neben den Situations-Anpassungen auch kompensatorische Faktoren bei der Person selbst gesucht werden (Motivation, Intention, Compliance).

Solange Patient:innen sich aufgrund ihrer begleitenden körperlichen Einschränkungen noch nicht bei Alltagshandlungen oder in vertrautem Umfeld mit ihren kognitiven Defiziten erleben können, findet in der Frührehabilitation noch keine relevante Auseinandersetzung mit der veränderten mentalen Leistungsfähigkeit statt. Nur bei differenzierter Reflektion der realen Alltagskompetenz und ausreichenden neuropsychologischen Fähigkeiten ist eine beginnende Awareness bereits im Frühehabilitations-Setting zu erwarten. Meist wird diese Stufe aber erst in späteren Rehaphasen oder auch erst nach der Alltagskonfrontation zu Hause erreicht (Prigatano, 2005). Solange eine vertrauensvolle, unterstützende therapeutische Beziehung gelingt, sind Anstrengungsbereitschaft und Compliance nicht an Störungseinsicht gebunden (Wilson et al., 2003; Prigatano et al., 1984), so dass Awareness nicht als primäres Ziel der NNFR-Phase zu betrachten ist.

4.1.3 Angehörige

Der Kontakt zu ihren Angehörigen ist für Frühreha-Patient:innen sehr wichtig

Wie in keiner anderen Rehaphase kommt den Angehörigen in der NNFR ein besonderer Stellenwert zu. Menschen mit Bewusstseinseinschränkungen reagieren auf vertraute Personen stärker als auf fremde. Vertraute Gegenstände, die Angehörige von zu Hause mitbringen, Fotos und Informationen über den Erkrankten helfen dem Frühreha-Team, ein stimulierendes Umfeld und einen persönlichen Kontakt aufzubauen. Da die Patient:innen nicht selten wenig bis keine (korrekten) Angaben über ihre Person, ihre Daten und ihre Biographie machen können, ist das multidisziplinäre Team für Anamnese-Informationen und therapierelevante Entscheidungen auf die Angehörigen angewiesen. Nur so lassen sich relevante Kontextfaktoren erheben (Patienten-Fragebogen) und daraus realistische Therapieziele generieren. Neben dieser eher pragmatischen Rolle für die (post-)stationäre Versorgung erfüllen die Angehörigen eine grundlegende emotionale Funktion. Sie stellen für die Patient:innen eine Brücke zu ihrem bisherigen Leben her, sind vertraute und geliebte Menschen, die emotionalen Halt geben und Motivation fördern. Häufig sind desorientierte und verhaltensauffällige Patient:innen nur durch die Anwesenheit ihrer Angehörigen therapeutisch zu behandeln. Hier hat sich *Rooming-In* bewährt, bei dem der Angehörige im Patientenzimmer wohnt und auch pflegerische sowie Therapie-Aufgaben teilweise übernehmen kann (Schönle et al., 2015). Der primäre Einsatz der Angehörigen als Co-Therapeuten oder eine zu frühe Beteiligung an der pflegerischen Versorgung wird in der NNFR noch nicht empfohlen, um die Angehörigen nicht zu überlasten (Wilson et al., 2009). Auch für die Kranken kann das Rooming-In problematisch sein, wenn die 24h-Betreuung zu Unselbständigkeit oder Überforderung führt. Enger Kontakt und Abstimmung mit Angehörigen ist im Team erforderlich und nicht immer problemlos. Die Patient:innen sind schwer krank und bedürfen der Zuwendung – in der Frührehabilitation sollen sie aber aus der passiven Krankenrolle wieder zu selbständigem Handeln gebracht werden. Hier wird eine gemeinsame und kompatible Vorstellung von Therapie bei den Betroffenen und deren Angehörigen sowie dem behandelnden Team nötig.

Bei den vielen Vorteilen einer Angehörigen-Integration in den Therapieablauf, sollte nie deren starke Belastung durch die Erkrankung ihres Familienmitglieds vergessen werden. Angehörige befinden sich in einer emotionalen Krise, Gefühle wie Angst und auch Aggression können auftreten. Neben der anfänglichen Sorge um Überleben und Prognose des Betroffenen werden sie im Verlauf zunehmend durch die neue Rolle, veränderte Beziehung und Verantwortung für anstehende Entscheidungen belastet. Finanzielle und Zukunftssorgen sowie fehlende soziale Ressourcen oder ineffiziente Coping-Strategien stellen starke Stressoren dar. Viele Angehörige fühlen sich überfordert und verunsichert, die Depressionsrate bei pflegenden Angehörigen ist gegenüber dem Populationsdurchschnitt signifikant erhöht (Müller, 2016; Olsson-Ozanne et al., 2011). Entsprechend empfiehlt die Leitlinie für „pflegende Angehörige von Erwachsenen" die Berücksichtigung der Angehörigen-Bedürfnisse. Ebenfalls hohen Empfehlungsgrad hat die Information über Unterstützungs- und Entlastungsangebote (Deutsche Gesellschaft für Allgemeinmedizin und Familienmedizin e.V., 2019).

Als hilfreich für alle Beteiligten haben sich eine Einbindung der Angehörigen in die stationären Abläufe und das Zuschauen bei Therapie-Terminen erwiesen, wenn die Therapeut:innen die neurologischen Defizite und kognitiven Probleme während der Therapiesitzungen verständlich erläutern. Der Austausch mit anderen Angehörigen und die Vernetzung mit professionellen Anlaufstellen und Selbsthilfegruppen sollte gefördert werden. Günstig sind dabei wöchentliche oder monatliche Angebote der Klinik zu Informationsvermittlung und Kontaktaufnahme mit anderen Angehörigen durch die Neuropsychologie (oft in Co-Therapie mit Pflegekräften oder Sozialdienst). Im Einzelkontakt können psychoedukative Sitzungen angeboten werden, in denen kognitive Störungen und deren Implikationen für den täglichen Alltag verständlich erklärt werden. Mit multidisziplinären Angeboten wie Angehörigentrainings können neben einer praktischen Anleitung (z.B. sicherer Rollstuhltransfer) auch ein günstiger Umgang mit dem Betroffenen (speziell bei Verhaltensauffälligkeiten oder neuropsychologischen Defiziten) vermittelt werden. Zur Reflektion der eigenen emotionalen Reaktionen vor allem bei Verhaltensauffälligkeiten der Patient:innen und zum Umgang mit der veränderten Lebenssituation kommt der Neuropsychologie ein wichtiger Stellenwert bei der Angehörigenbetreuung zu.

4.2 Dialogaufbau und Mitarbeitsfähigkeit

Aufgrund der Bewusstseinsstörungen ist in der NNFR die Kontakt- und Mitarbeitsfähigkeit noch so stark eingeschränkt, dass anfangs kaum valide Diagnostik möglich ist. Aufgabe der Neuropsychologie ist es daher, die Patient:innen durch Verbesserung der Interaktionsfähigkeit überhaupt erst reha-fähig und diagnostisch untersuchbar machen. Primäres Ziel ist hierbei die Verbesserung von Aufmerksamkeitsausrichtung und Reagibilität. Im Verlauf soll eine selbständige Mitarbeit für 3–5 Minuten erreicht werden, die für Diagnostik (Kap. 5) und darauf aufbauende indikative Therapieansätze (Kap. 6) benötigt wird.

Bei vorübergehenden qualitativen Bewusstseinsstörungen wie der Posttraumatischen Amnesie (PTA) wird ein Umfeld geschaffen mit Orientierungshilfen, konkreten sinnstiftenden Aufgaben und emotional validierenden Informationen (Thomas et al., 2003), um affektiven Distress zu reduzieren. Ziele des Mitarbeits-Trainings sind hier neben der Stressreduktion ebenfalls die Verbesserung der Handlungsfähigkeit sowie der Aufbau einer förderlichen therapeutischen Beziehung.

4.2.1 Aufbau von Kontakt und Interaktion

Verbesserung der Bewusstseinslage

Bei UWS-/MCS-Patient:innen lässt sich Wachheit und Reagibilität durch sensorische Stimulation fördern (Wood et al., 1992). Phasen intensiver Reiz-Setzung sollen sich mit Ruhephasen abwechseln. Das Wahrnehmungs- und Diskriminationsvermögen kann bereits durch eine stimulierende Umgebung angestoßen werden – da die Patient:innen noch viel Zeit im Bett verbringen, sind Mobiles an der Decke und Bilder an den Wänden geeignet. Durch als sinnhaft erlebte Reize werden sich die Patient:innen vermehrt ihrer Umwelt bewusst. Dies ist die Voraussetzung für erste oft noch unspezifische und später gezielte Reaktionen. Der unmittelbare Kontaktaufbau geschieht über Ansprache, Berührungen und passive Bewegungen. Bereits eine Lageveränderung im Bett setzt somatosensorische, propriozeptive und vestibuläre Reize. Es gilt, eindeutige und positive Wahrnehmungen in den einzelnen Sinneskanälen zu provozieren, möglichst mit persönlich relevanten Geräuschen, Musik, Bildern und Objekten, aber auch vertrauten Gerüchen (Hildebrandt, 2002; Zieger, 2002) und mit Geschmack. Hier sollte aber bei Schluckstörungen unbedingt darauf geachtet werden, dass keine Speisen oder Flüssigkeiten aspiriert werden (so können Apfelschnitze oder Gummibärchen in einem Gazebeutel auf die Zunge gebracht werden) – im Zweifelsfall sollten Neuropsycholog:innen die gustatorische Stimulation den Schlucktherapeut:innen überlassen.

Durch sensorische Stimulation werden bewusste Reaktionen begünstigt

Da die visuelle Wahrnehmung anfangs deutlich häufiger als die auditive beeinträchtigt ist, ist eine akustische Stimulation zu bevorzugen (Kotchoubey et al., 2015). Abbasi et al. (2009) konnten zeigen, dass akustische und taktile Stimulation durch Angehörige das Aufwachen aus dem UWS hin zu MCS und FIS beschleunigen kann. Falls keine direkten Besuche möglich sind, lassen sich die positiven Effekte von vertrauten Stimmen notfalls mit Aufnahmen von Erzählungen über gemeinsame emotionale Erlebnisse bewirken. In einem Familiar-Auditory-Sensory-Training (FAST-Studie) wurden bei UWS-/MCS-Patient:innen durch SHT nach dem Hören von Tonaufnahmen ihrer Angehörigen Veränderungen in sprachrelevanten Arealen im fMRI sowie auf klinischen Bewusstseins-Skalen (Kap. 5.2.1) nachgewiesen. Auch hier war die durch vertraute Stimmen aktivierte Gruppe signifikant schneller kontaktfähig als eine unspezifisch akustisch stimulierte bzw. die Kontrollgruppe ohne Stimulation (Pape et al., 2015).

Während Meta-Analysen zu Koma-Stimulationsverfahren wegen der Inhomogenität der Stichproben, schwer vergleichbarer Interventionen und der großen Variabilität der Messinstrumente oft keine signifikanten Befunde ergeben (Heindorf et al., 2007), zeigen Einzelstudien mit homogeneren Populations-Subgruppen deutliche Ergebnisse. Die 40 UWS-Patient:innen in einer Studie von Urbenjapohl et al. (2009) wurden randomisiert in zwei Gruppen unterteilt und bei allen täglich der SMART (Kap. 5.2.1) erhoben. Die Interventionsgruppe erhielt zusätzlich täglich 30 Minuten eine Stimulation jeweils

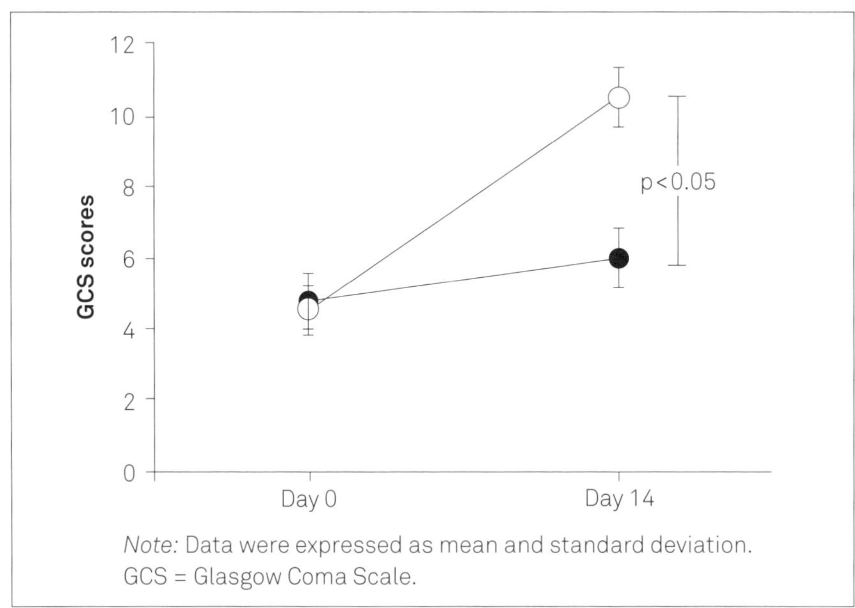

Abbildung 4: GCS-Verbesserung von UWS-Patient:innen durch selektive sensorische Stimulation versus „usual care", aus Urbenjapohl et al. (2009)

eines der fünf Sinneskanäle. Nach 14 Tagen lagen ihre GCS-Werte signifikant über denen der „usual care"-Kontrolle (Abb. 4). Taktile und akustische Reize lösten die stärkeren Reaktionen aus (Abb. 5).

Selbst in der postakuten Phase und bei Betroffenen, die zwischen 6–24 Monaten als UWS eingestuft wurden, konnten durch sensorische Stimulation bei über einem Drittel der 173 Patient:innen deutliche Verbesserungen der Reaktionsfähigkeit auf ein MCS-Niveau bewirkt werden (Doman et al., 1993). Bei der Auswahl der Reiz-Kanäle sind je nach Läsion wahrscheinliche Sensibilitäts- und Wahrnehmungsdefizite der Person zu berücksichtigen, damit die taktile, visuelle oder verbale Stimulation für die Patient:innen möglichst klar

Stimulationsprogramme haben nachweisbaren Nutzen für das Wiedererlangen des Bewusstseins

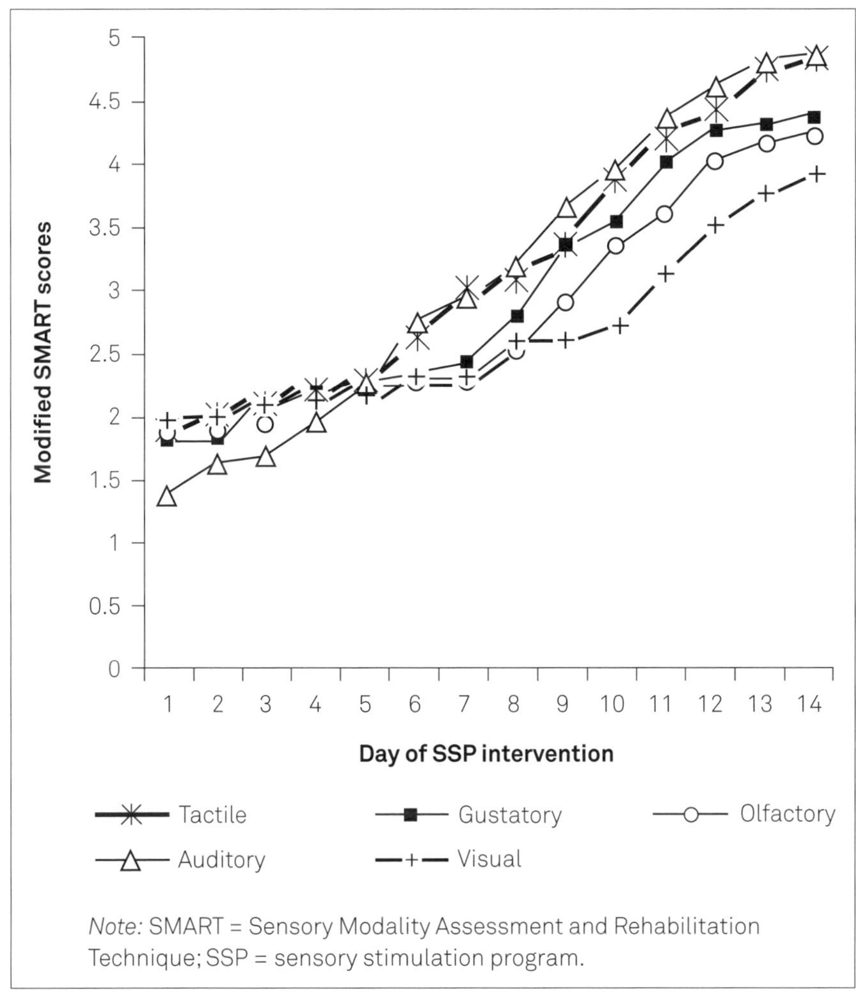

Note: SMART = Sensory Modality Assessment and Rehabilitation Technique; SSP = sensory stimulation program.

Abbildung 5: Verbesserung auf den GCS-Skalen über 14 Tage sensorischer Stimulation (n = 20), aus Urbenjapohl et al. (2009)

interpretierbar und individuell bedeutsam sein kann. Taktile Wahrnehmungsfelder haben neurologisch für Gesicht und Hände die größte sensorische Repräsentationsfläche. Da Gesicht und andere Körperbereiche für viele Menschen bzgl. Berührung durch Fremde aber Tabuzonen sind, wird hier zur sensorischen Stimulation die geführte Berührung mit der eigenen Hand der Patient:innen empfohlen. Ein ähnliches großes Repräsentationsareal haben die Hände, so dass für Neuropsycholog:innen eine erste Kontaktaufnahme und Stimulation über die Hände und Arme angemessen ist (Otterstedt, 2005). Solange Reaktionen der Patient:innen aufmerksam beobachtet werden, kann auf eventuelle Abwehrsignale oder Unwohlsein reagiert und eine alternative Stimulation gewählt werden.

Erstes Therapieziel kann bei vorhandenen visuellen Fähigkeiten das Halten von Blickkontakt sein. Bringt man sich ins Blickfeld eines Menschen im MCS, ist oft nicht eindeutig zu bestimmen, ob der Augenkontakt ein „echtes" Sehen des Gegenübers impliziert. Sichere Anzeichen für Blickkontakt ist seine Konstanz auch bei leichten Positionsänderungen des Untersuchers. Bereits das Aufnehmen von Blickkontakt oder erste Folgebewegungen mit den Augen stellen höhere Anforderungen an Bewusstsein und motorische Steuerung. Hierbei müssen eventuelle Bewegungseinschränkungen und Neglectsymptome berücksichtigt werden. Günstiges Material für visuelle Aufmerksamkeit und ein erstes Betrachten sind farbige Stimuli vor einem ruhigen Hintergrund und emotionale Bilder (Maurer-Karattup, 2005). Kann der Patient durch seine Reaktion die Stimulusqualität verändern (z.B. durch Kopfwendung kommt das Objekt ins zentrale Sehen), wird seine Aktivität unmittelbar positiv verstärkt. Lernprinzipien wie operante Konditionierung sind auch bei Bewusstseinsstörungen effizient (Leifert, 1998). Zusätzlich oder bei Sehbehinderung wird über Körperkontakt gearbeitet – wird ein Händedruck erwidert, eine repetitive Bewegung teilweise übernommen, eine geführte Aktion selbständig fortgesetzt oder sogar eine motorische Aufforderung befolgt? Selbst kleinste willentliche Bewegungen von Finger oder Fuß können den Patient:innen rückgemeldet werden. Das Erleben von Kontingenz zwischen eigener Aktion und dem Effekt auf das Umfeld fördert Bewusstsein und verstärkt die Reaktionsbereitschaft. Lässt sich auf diesem Weg ein stabiler Reaktionsmodus etablieren, so kann dieser für erste diagnostische Ansätze eingesetzt werden (Heindorf et al., 2007).

Basale Kommunikation

Ziel bei Bewusstseinsstörungen ist es, einen geeigneten Interaktionsmodus zu finden und diesen durch Training zu stabilisieren. Die Behandelnden beobachten die Reaktionen der Patient:innen auf verschiedene Stimuli und ermitteln so deren motorische und eventuell auch verbale Möglichkeiten, in einen dosierten Dialog zu treten (Hildebrandt, 2002). Zum Dialogaufbau hat sich die Musiktherapie bewährt (Kap. 6.6.1). Zur Kommunikationsanbahnung werden Blickkontakt, mimische Reaktion, Laute, Greif- und Zeige-Gesten und jegliche Anzeichen für Sprechversuche unmittelbar positiv verstärkt. Erste Ansätze für Dialogsequenzen auch bei Wachkoma-Patient:innen können vorsprachliche Abläufe wie das Spiegeln und Verstärken von Mimik, das Eingehen auf kleinste Regungen des Gegenübers oder die Übernahme von Lautstärke und Intonation sein (Kemper & Bach, 2005).

Sofern ein zumindest teilweises Sprachverständnis angenommen werden kann, sollte ein Ja-Signal etabliert werden (Daumen heben, Fuß anwinkeln, Augen schließen, Tastendruck, Nicken, etc.) – die motorische Reaktion wird anfangs noch soweit nötig von den Therapeut:innen übernommen (Barreca et al., 2003). Ziel in dieser ersten Phase ist ein korrektes Ja-Signal als Antwort auf sprachliche Vorgaben. Teilweise muss dieser Reaktionsmodus erst durch Training über mehrere Tage bis Wochen gesichert werden, um in den nächsten Schritten einen zuverlässigen Ja-Nein-Code zu etablieren (Gianutsos, 1990).

Ein passender Ja-Nein-Code muss etabliert und stabilisiert werden

4.2.2 Stabilisierung von Mitarbeit und Kooperation

Handlungsfähigkeit

Bewusstsein für sich und die Umwelt entsteht durch Handeln. Daher sollte das vornehmliche Ziel der neuropsychologischen Therapie in der Frührehabilitation „die Integration dissoziierter, fragmentarisch erhaltener Teilleistungen in ein übergreifendes (Be-)Handlungskonzept sein" (Zieger, 2002). Zeigt ein FIS-Patient einen sicheren Reaktionsmodus (z. B. durch Hinschauen, Tastendruck, Greifen, verbale Reaktion) wird dieser durch wiederholten Abruf stabilisiert. Probleme wie reduzierte Aufmerksamkeitsspannen oder fehlender Handlungsimpuls werden durch Material mit hohem Aufforderungscharakter, Alertness-Anforderungen (anfangs erleichtert durch bewegte Reize) und repetitives Training schrittweise gebessert. So können vom Therapeuten angereichte Kugeln in eine Box abgeworfen oder Magnete auf einer Tafel in einer Reihe zusammengeschoben werden. Die Aufmerksamkeits-Zuwendung und der Handlungs-Impetus werden durch verbales „attentive-cueing" verbessert (*prompts* wie „Achtung!", „nochmal" oder Mitzählen; Manly et al., 2004). Emotionale Reize und persönlich vertrautes Material erleichtern den Handlungsimpuls ebenfalls. Erste kognitive Anforderungen wie matching-Aufgaben sind die Basis für spätere diagnostische Ansätze (z. B. anfangs Identisches finden, dann Teil-Ganzes-Zuordnen, schließlich Kategorien sortieren; Heindorf et al., 2007). So kann durch das zunehmend längere Verzögern einer zu treffenden Übereinstimmungs-Entscheidung die Behaltensspanne oder das Wiedererkennen beurteilt werden, sofern der Reaktionsmodus gesichert und stabil ist.

Aktivierendes Therapiematerial kann die Handlungsfähigkeit verbessern

Die Handlungskompetenz in dieser frühen Phase ist meist gravierend durch die schweren Aufmerksamkeitsstörungen eingeschränkt. PC-Verfahren, die plötzlich auftauchende, akustisch untermalte oder bewegte Reize nutzen, erleichtern den Patient:innen die Aufmerksamkeitsausrichtung und Reaktion. Hier können einfache Power-Point-Vorlagen an die individuellen Interessen der Patient:innen angepasst werden (z. B. auf dem Touchscreen auftauchende Objekte durch Antippen einsammeln). Hilfreich ist animierendes und offensichtliches Material, bei dem ein einziger Handlungsschritt bereits zielführend ist (zwei Karten zu einem Tier/Obst zusammenlegen, Steckboxen zur Zuordnung von Formen). Schrittweise kann dann die Anforderung zu z. B. vier- und neun-teiligen Puzzles erhöht werden. Speziell das Lösen von Puzzles hat sich nicht nur als konzentrations-verbessernd und handlungs-stimulierend, sondern vor allem stimmungs-aufhellend und zufriedenheits-fördernd erwiesen (gegenüber Bildbandschauen in der Kontrollgruppe; Fissler et al., 2018).

In dieser frühen Therapie-Phase gelingt die Verhaltensregulation noch nicht ausreichend. Vorerst wird eine fehlende Inhibition durch die Materialeigenschaften kompensiert (z. B. verschwindende Reize bei einer Steckbox, Wartezeiten auf die laufende Kugel bei einer Murmelbahn). Kann ein Patient seine Aufmerksamkeit für mindestens drei Minuten fokussieren und für eine Minute eigenständig handeln, ist ausreichende Kooperation für weiterführende Diagnostik- und Therapie-Ansätze (Kap. 5 und 6) erreicht. Erst nach Erreichen dieser basalen Mitarbeitsfähigkeit von wenigen Minuten werden später gezielte Inhibitionstrainings bei Perseverationen und impulsivem Verhalten zielführend (Honda, 1999).

Realitäts- und Orientierungstraining

FIS-Patient:innen haben aufgrund der noch schwer gestörten Netzwerkintegration meist keine stabile Enkodierung von Gedächtnisinhalten, so dass über mehrere Wochen Desorientiertheit mit bisweilen konfabulatorischen Ideen vorliegen kann. Je nach Erkrankungsart und -ursachen (z. B. Unfälle) sind korrigierende Informationen und die Sorge um die eigene Verfassung eher ängstigend, so dass eventuell in dieser frühen Phase auch Teil- und Fehlinformationen akzeptabel sind, wenn diese entlastend wirken (de Klerk-Rubin, 2014).

Orientierungshilfen müssen an das kognitive Niveau der Betroffenen angepasst werden

Dabei bedarf es einer professionellen neuropsychologischen Abschätzung, welche und wie viel Orientierungsinformation die Patient:innen bereits verarbeiten können. Zu bedenken ist dabei, dass selbst persönlich-relevante, hoch-emotionale Informations-Inhalte (z. B. der Todesfall eines Angehörigen) in dieser amnestischen Phase rasch vergessen werden, während die starken Emotionen aber bestehen bleiben und die Person psychisch belasten können. Daher sollten durchaus auch wichtige Informationen noch zurückgehalten werden, bis die Patient:innen diese ausreichend erinnern und bewältigen können. Spätestens wenn sie aber spontan gezielt Fragen nach ihrer Situation stellen und nach Orientierungshilfen suchen, müssen passende neuropsychologische Angebote erfolgen.

PTA-Zustände oder anterograde Amnesien beschränken die Behaltensspanne oft auf wenige Minuten, so dass geeignete Orientierungshilfen zu Beginn jeder Therapieeinheit erneut gegeben werden sollen. Ein intensives Realitäts-und-Orientierungs-Training (ROT) über externe Gedächtnishilfen wie schriftliche Hinweise, Wandkalender oder Patientenpinnwand wird bei PTA empfohlen, um die meist ständig wechselnden Konfabulationen zu korrigieren. In einer Studie von de Guise et al. (2005) erlangte die ROT-Gruppe (n=12) knapp eine Woche früher einen Orientierungs-Score als die standard-behandelte PTA-Kontrollgruppe (n=26). Dieser Effekt wurde wegen der kleinen Stichprobe nicht statistisch signifikant, ist aber als klinisch relevant einzustufen.

Je nach Patientenpersönlichkeit ist gelegentlich eine konkrete situative Orientierung für Mitarbeitsmotivation nötig (z.B. „Die rechte Hand kann nicht so gut schreiben, das üben wir jetzt."). Bei vielen Patient:innen ist die Anstrengungsbereitschaft für kognitiv oder körperlich aversive Therapien eher an eine Sinnhaftigkeit der Aufgabe als an Störungseinsicht bzw. das Wissen über ihre Erkrankung gebunden. Motivation kann dann über situatives Verständnis (zielorientierte Handlung, Offensichtlichkeit), die therapeutische Beziehung oder über eine basale Orientierung (z.B. „diese Übung verbessert Ihre Beweglichkeit/Ihre Konzentration") erreicht werden.

Selbst bei schwersten Hirnschädigungen und stark reduzierten kognitiven Leistungen bleibt die emotionale Erreichbarkeit erhalten. Daher sollten verunsichernde Orientierungsinformationen nicht gegen Ende der Sitzung gegeben werden, sondern ein positiver Abschluss gefunden werden. Auch lassen sich Reaktionen und Dialog besser über emotionale Prozesse triggern, so dass speziell in der NNFR der Schwerpunkt auf Material und Maßnahmen liegen sollte, die positive Gefühle auslösen (Hildebrandt, 2002) und diese auch nach Ende einer Therapiesitzung andauern lassen.

Emotionale Stabilisierung

Viele Menschen reagieren auf das Krankenhaussetting mit Verunsicherung und Heimweh, bei Schmerzen und Gesundheitsproblemen steigt die Depressivität (Müller, 2016). Selbst bei fehlender Einsichtsfähigkeit in ihre Situation, insbesondere in die oft noch gravierenden kognitiven Defizite, können NNFR-Patient:innen durch das Klinikumfeld gestresst und durch medizinische Eingriffe verängstigt werden. Die Rate depressiver Episoden ist nach Hirnschädigung gegenüber der Gesamtpopulation deutlich erhöht, in der frühen Phase finden sich Zahlen zwischen 45% nach SHT und 30–60% nach Schlaganfall (Prosiegel, 1988; Bogousslavsky, 2017). Eine Wechselwirkung zwischen läsionsbedingten neuroendokrinen Veränderungen und der veränderten Lebenssituation ist anzunehmen.

Angst kann viele Ursachen haben und sollte durch Umfeldgestaltung gemildert werden

Angst in dieser frühen Phase der eingeschränkten Kontaktfähigkeit äußert sich oft in erhöhtem Tonus, Unruhe und ablehnendem Verhalten. Sie kann ein Symptom von Depressionen und Überforderung sein, aber auch als Folge von Schmerzen auftreten, die von den Patient:innen aufgrund der kognitiven Defizite aber nicht immer als solche benannt und bei gestörter Körperwahrnehmung auch nicht korrekt lokalisiert werden können (Ivanhoe & Hartmann, 2004). Ziel der frühen neuropsychologischen Intervention sollte immer die Reduktion von Schmerz, Angst und Stress sein. Essentiell ist eine positive Atmosphäre auf der NNFR mit einem professionellen, gut informierten Team, das auch bei verhaltensauffälligen Patient:innen mit Verständnis, Gelassenheit und respektvoll-freundlichem Umgangston reagiert (Müller & Schomburg, 2019). Günstig für die emotionale Stabilität der Patient:innenen sind konkrete, empathische Erklärungen von Situation und Ereignissen, die Beteiligung an ADL-Tätigkeiten (Teil-Selbsthilfe, geführtes Essen/Trinken, ...), Leistungs-Erfolge im therapeutischen Setting (Lob, Rückmeldung von Fortschritten), das Erleben von Selbstwirksamkeit durch Entscheidungsmöglichkeiten (Kleidung, Getränk oder Therapiematerial auswählen) und der Kontakt zu Angehörigen (Müller, 2017). Patient:innen in dieser Phase der zunehmenden Kontaktfähigkeit verkennen ihre eigene und die Gesamtsituation sehr oft, erleben sich in einer anderen Realität und entwickeln Ängste durch den erlebten Kontrollverlust. Hier kann das therapeutische Vorgehen etwas Autonomie zugestehen und Kontrollmöglichkeiten einräumen, selbst wenn diese nur in einer vom Behandelten signalisierten Beendigung der heutigen Sitzung besteht. Die Therapiezielerreichung für die Behandelnden sollte nicht wichtiger sein als die Entscheidungsfähigkeit und beginnende Autonomie der Patient:innen.

5 Diagnostik

5.1 Diagnostische Prinzipien

Die Voraussetzungen für eine standardisierte Testung sind in der NNFR wegen der multimodalen Beeinträchtigungen nicht erfüllt (Heindorf et al., 2007). Zur Therapieziel-Abstimmung, Verlaufsmessung und Evaluation des therapeutischen Vorgehens ist für eine individuell angepasste Gestaltung einer förderlichen Umwelt aber eine diagnostische Untersuchung des neuropsychologischen Störungsprofils nötig. Bereits wegen motorischer und sensorischer Einschränkungen oder bei TK-Versorgung ohne stimmhafte Sprache sind viele neuropsychologische Verfahren nicht ohne Anpassung des Materials durchführbar. Ein veränderter Instruktionsmodus (z. B. Vormachen statt Vorlesen bei globaler Aphasie, Wortkarten zu Stapeln sortieren statt verbaler „alt-neu"-Entscheidung für Rekognitions-Wortliste) wird in den Test-Manualen zwar nicht erwähnt, muss aber die Ergebnisse nicht zwingend verfälschen. Abweichungen von der Standardisierung sind nur bedingt zulässig, in der NNFR aber nötig. Zeitkritische Verfahren sind wegen der meist stark verlangsamten Verarbeitungs- und Reaktionszeiten bei der Frühreha-Klientel wenig aussagekräftig, da kein Bezug auf die Populationsnormen möglich ist. Wegen der starken Tagesschwankungen der Leistungsfähigkeit und der damit einhergehenden geringen Reproduzierbarkeit der Reaktion bietet sich bei schwacher Performanz eine Wiederholung des Assessments am nächsten Tag und zu einer anderen Tageszeit an. Ziel ist, die bestmögliche Leistung zu begünstigen, indem Untersuchungszeitpunkt, Aufforderungscharakter des Settings und animierendes Verhalten des Untersuchers für diese:n Patient:in optimal gewählt werden.

Frühreha-Patient:innen sind noch nicht standardisiert testbar

Da der Kontakt bei kognitiv schwer Beeinträchtigten primär über einen zwischenmenschlichen Zugang gelingen wird, ist bei der Diagnostik ein Untersuchereffekt kaum zu verhindern. Dies hat Implikationen für die Retest-Reliabilität und die Interpretation der Ergebnisse des Assessments, wenn ein Befund nur bei optimaler Lautstärke, Stimmlage, Sprechgeschwindigkeit, Wortwahl, Mimik und Gestik zu replizieren ist. Häufig werden Patient:innen jedoch auch trotz günstigster Untersuchungsbedingungen unabhängig von der Person des Untersuchers nur kurzfristig mitarbeiten können. In der NNFR-Diagnostik müssen oft einzelne Beobachtungen und Verhaltensausschnitte als Interpretationsgrundlage ausreichen, weil bei sehr kurzem Aufmerksamkeits-Fenster nach der ersten Reaktion oft keine weitere mehr zu erreichen ist. Entsprechend systematisch sollte das Assessment-Material gewählt werden, um möglichst aussagekräftig die verschiedenen läsionsspezifischen Hypothesen austesten zu können. Frühreha-Patient:innen lassen sich durch aktivierende Handlungsaufgaben, hypothesengeleitete Manipulation des Materials und kritische Verhaltensbeobachtung der Ausführung gezielt untersuchen (Peschke, 2007). Im Gegensatz zu standardisierten Testverfahren, die durch Befolgen eines Manuals auch von angelernten Kräften korrekt angewandt und ausgezählt werden können, benötigt man für eine valide Diagnostik bei Frühreha-Patient:innen demnach ein fundiertes neuropsychologisches Wissen über kognitive Konstrukte und Syndrome.

5.2 Diagnostische Verfahren

Trotz der beschriebenen Probleme mit fehlender Leistungskonstanz der NNFR-Klientel und den Schwierigkeiten einer Standardisierung gibt es Assessment-Verfahren, die in der frühen Rehaphase verwendet werden können. Die Skalen in Kap. 5.2.1 und 5.2.2 sind für Verlaufsmessungen von UWS-/ MCS-Patient:innen konzipiert, um die Einstufung des Bewusstseinszustands zu objektivieren oder um den Übergang von MCS zu FIS zu bestimmen. Mit den Screenings von Kap. 5.2.3 und 5.2.4 werden FIS-Patient:innen untersucht, um deren kognitiven Stand anhand ihrer Handlungskompetenz zu bestimmen. Bei ausreichend stabiler Mitarbeitsfähigkeit sind auch Untertests aus standardisierten Verfahren anwendbar (5.2.5), die je nach eventuell angepasstem Instruktions- und Antwort-Modus auch von Probanden bewältigt werden können, die stabil im FIS sind.

5.2.1 Bewusstseins-Skalen

CRS-R: Coma-Recovery-Scale (Giacino & Kalmar, 2004)

Die Bewusstseinslage kann über Skalen zur Verhaltensbeobachtung erfasst werden

Das klassische Verfahren zur Bestimmung des Bewusstseins-Levels, das auch in den meisten Studien international Verwendung findet, ist die *Coma-Recovery-Scale* (CRS-R) von Giacino und Kalmar (2004). Das Vorgehen ist standardisiert und die Scores sind klar definiert. Nachteile der CRS-Skala ist ihre Sprachlastigkeit, so dass selbst bewusste FIS-Patient:innen niedrige Scores erreichen, wenn sie die Instruktionen wegen einer Aphasie oder Schwerhörigkeit nicht befolgen können (Sibaei et al., 2013). Auch sind die Objekte, mit denen Diskriminationsfähigkeit und Gebrauch überprüft werden, vorgeschrieben und wenig emotional oder interessant (Tasse, Ball, Löffel, etc.) – manche Patient:innen reagieren auf CRS-R-Material nicht, auf das eigene Smartphone aber durchaus. Ergänzend sollen hier daher auch Assessments berücksichtigt werden, die zwar deutlich zeitaufwendiger und komplexer als die CRS-R sind, dafür aber eine breitere Betrachtung der Reaktionsfähigkeit bieten.

SMART: Sensory Modality Assessment and Rehabilitation Technique (Gill-Thwaites & Munday, 1999)

Das Verfahren wurde zur Einschätzung und therapeutischen Förderung von langzeit-bewusstseinsgestörten Patient:innen entwickelt und gliedert sich in drei Teile: eine Verhaltensbeobachtung, ein sensorisches Stimulationsprogramm und eine Informations-Komponente mit Fremdanamnese zu prämorbiden Interessen sowie Kontextfaktoren der Untersuchungstermine. Die SMART sollte von geschulten Assessoren über 10 Messzeitpunkte innerhalb von 1–3 Wochen durchgeführt werden. Nach einer 10-minütigen Baseline, bei der spontane Bewegungen und gezieltes Verhalten der Proband:innen beobachtet werden, schließt sich jeweils ein sensorisches Assessment von 8 Modalitäten an (Arousal, motorisch, kommunikativ, sensorisch: visuell, auditiv, taktil, olfaktorisch, gustatorisch). Die Stimulation erfolgt über 16 verschiedene Techniken wie z.B. Lichtreize, verbale Aufforderungen und schriftliche Instruktionen. Die jeweils beobachtbaren Reaktionen werden auf einer fünfstufigen Skala von „reflektorisch" bis „differenziert" bewertet. Durch das breite Spektrum an Modalitäten kann Bewusstsein so auch erhoben werden, wenn einzelne Reizkanäle (z.B. wegen Blindheit, Taubheit oder Tetraspastik) vom Probanden nicht wahrgenommen oder adäquat genutzt werden können. Dies rechtfertigt auch den mit über 60 Minuten hohen Zeitaufwand für diese Skala.

IDB: Instrument zur Differentialdiagnostik von Bewusstseinsstörung (Maurer-Karattup, 2005)

Das IDB wurde nach neuropsychologischen Konzepten entwickelt und erhebt neben den Verhaltensmaßen auch Faktoren wie Medikation, Untersuchungsbedingungen und Arousal-Level. Es zielt darauf ab, zwischen UWS und MCS zu differenzieren und den Übergang vom MCS zum FIS durch funktionalen Objektgebrauch (Stift) oder Kommunikationsansätze zu bestimmen. Die untersuchten Skalen betrachten auditive, visuelle, taktile und kommunikative Reaktionen. Dabei wird jeweils eine Stimulations- von einer Kontrollbedingung ohne Reizpräsentation/Aufforderung unterschieden, um Verzerrungen durch nur vermeintliche Reaktionen oder Perseverationen zu verhindern. Hervorzuheben ist die Unterteilung der einzelnen Skalen in einfache Orientierungsreaktionen gegenüber bewusstem Erkennen. Entsprechend wird im IDB ein basaler und ein komplexer Reaktivitätswert berechnet. Trotz eines standardisierten Vorgehens sind beim Material individuelle Anpassungen möglich, indem persönliche Gegenstände oder Fotos des Probanden als emotionale Stimuli verwendet werden. Auch für das IDB benötigt man über 60 Minuten, die aber auf mehrere Termine aufgeteilt werden können.

5.2.2 Verhaltensbeobachtungs-Skalen

Bei den Verhaltensbeobachtungs-Skalen werden neben isolierten Untersuchungssituationen auch Alltags-Verhaltens-Ereignisse integriert.

BVB: Burgauer Verhaltensbeobachtung (Peschke, 2007)

Bei der BVB werden hierfür die besten beobachteten Reaktionen am jeweiligen Tag bewertet. Dazu können entsprechende Vorlagen am Patientenbett deponiert werden, um Eintragungen durch alle Behandelnden zu ermöglichen. Besonders sinnvoll und wichtig sind solche Beobachtungs-Bögen bei Medikamenten-Anpassung zur Stimulation oder Schmerzbehandlung, um objektive Effekte von Erwartungshaltungen abgrenzen zu können.

EFA: Early Functional Abilities (Heck et al., 2000)

Die EFA-Skala wurde im Therapiezentrum Burgau entwickelt und sollte eine feinere Differenzierung als FIM- und Barthel-Scores ermöglichen, bei denen Patienten längere Zeit keine Verbesserungen erzielen, wenn sie keine funktionalen Fortschritte machen. Die EFA dient der Beurteilung von Behandlungsverläufen und will das Spektrum an Veränderungen abbilden. Entsprechend werden neben Skalen zur vegetativen Stabilität und zur Sensomotorik (inklusive fazio-oralem Trakt) auch kognitive Funktionen erhoben: taktile, visuelle, auditive Funktion sowie Kommunikationsverhalten (Bedürfnisse äußern können) und Situationsverständnis (ADL-Abläufe durchführen). Die EFA wird von allen Professionen bearbeitet, was bedeutet, dass jeder Fachbereich (Pflege, Therapeut:innen) über einen einwöchigen Beobachtungszeitraum Einschätzungen abgeben kann. Es werden im Klinikalltag Hinweise auf bewusste Verarbeitung und kognitive Fortschritte registriert (z.B. eine Tonusanpassung bei geführten Bewegungen wie Zähneputzen). Dabei werden auch Berichte der Angehörigen berücksichtigt und verschiedenste Beobachtungen zu einem Score zusammengefasst. Auf 20 Items können jeweils von 1 (=schwer eingeschränkt) bis 5 (= kein funktionelles Defizit) Punkte vergeben werden, dabei wird die höchste von allen beobachtete Leistung gewertet. Durch das multidisziplinäre Scoring unterstützen die EFA den interdisziplinären Austausch über Veränderungen beim Patienten und sucht Ansätze zur Förderung der frühfunktionellen Fähigkeiten.

WHIM: Wessex Head Injury Matrix (Shiel et al., 2000)

Die WHIM wurde speziell zur Verlaufsbeobachtung bei SHT-Patient:innen während des Übergangs von Wachkoma zu FIS und PTA entwickelt. Sie integriert neben den bereits in den Bewusstseins-Skalen verwendeten Arousal-Beobachtungen auch Alltagsaufgaben (wie Schreiben, Geldumgang, Orientierung, Wiedererkennen) und gezielte Manipulationen der Situation (z.B. ein Tuch über das Gesicht des Untersuchten legen, sie/ihn eine genannte aus vier Spielkarten herausnehmen lassen). Die Items beurteilen visuelle Reaktionen, Aufmerksamkeitsprozesse, Situationsverständnis, Interesse an der Umwelt, Orientierungs-Stufen und soziale Interaktionsfähigkeit. Jeder Behandler und auch die Angehörigen sind für die Bewertungen vorgesehen, die 58 Verhaltensbeispiele sind entsprechend klar beschrieben und können für den jeweiligen Tag angekreuzt werden. Damit hat die Matrix eine offensichtliche ökologische Validität, da sie die kognitive und sensomotorische Entwicklung anhand konkreter Verhaltensbeispiele abbildet.

5.2.3 Handlungsorientierte Diagnostik

FIS-Patient:innen zeigen bei noch instabiler Reaktionsfähigkeit in den Anforderungen des täglichen Lebens (Essen, Nase putzen, Brille aufsetzen) oft eine bessere Performanz als in abstrakten Untersuchungssettings, so dass ihre kognitiven Funktionen im neuropsychologischen Screening zum Teil unterschätzt werden (Sibaei et al., 2013). Je ähnlicher ein Verhaltensauftrag einem vertrauten Ablauf ist, umso besser können Handlungs-Skripte im Altwissen getriggert werden, die sowohl Aktivierung als auch Abruf von Verhaltens-Sequenzen unterstützen. Aus dieser Beobachtung entstand die *Handlungsorientierte Diagnostik und Therapie* (HoDT; Kolster, 2008), die den Fokus auf Alltagshandlungen und zielgerichtetes Verhalten setzt. Auch Wilson empfiehlt die Kombination aus „standardized versus functional behavioural assessments" (Wilson et al., 2003).

Frühreha-Patient:innen reagieren oft stabiler im alltagsnahen Kontext

ERBSE: Early Rehabilitation Bedside Screening Equipment (Lück, 2016)

Bei der ERBSE wird eine diagnostische Aussage aus der Beobachtung von FIS-Patient:innen in situativ offensichtlichen Handlungs-Sets getroffen. Es werden alltagsnahe Anforderungen gestellt (Kalender-Nutzung, Postkarte schreiben, Geldumgang, Uhr ablesen, Verstecke erinnern), wobei Aktivierung, Aufmerksamkeitsfokussierung und Ausdauer durch persönliche Bedeutsamkeit oder ein vertrautes Handlungsziel erleichtert werden sollen. Die bewerteten Teilleistungen orientieren sich an der ICF-Kodierung für Aktivitäten und mentale Funktionen (WHO, 2005; siehe Kap. 6) und werden lediglich dichotom erhoben (Verhalten gezeigt/nicht abrufbar). Durch die multimodale Anforderung der Aufgaben werden die neuropsychologischen Teilleistungen nicht isoliert geprüft, sondern müssen aus der Beobachtung anhand von Problemen bei der Umsetzung der gesamten Handlungen erkannt werden. Die ERBSE schlägt somit ein Diagnostik-Schema und einen festgelegten Untersuchungsablauf für die ersten drei Termine vor. Fragestellungen dieser Termine sind (1) visuelle und sprachliche Fähigkeiten, (2) Orientierung und Kulturtechniken, (3) mnestische und exekutive Fähigkeiten. Das Material muss selbst zusammengestellt werden, es bietet sich die Möglichkeit zum „Downgrade" der Itemschwierigkeit je nach Performanz-Level der Untersuchten.

Die ERBSE ist ein handlungsorientiertes Screening für FIS-Patient:innen, die Aufgaben aus dem Burgauer Bedside Screening (Kap. 5.2.4) noch nicht bewältigen können. Zur trennschärferen Klärung neuropsychologischer Störungsbereiche ergänzt sie die eindeutigen Alltagshandlungen durch vereinfachte Versionen von Standardverfahren wie Explorations-Vorlage (adaptiert nach Albert-Test: Wilson et al., 1987), Zeichnung (adaptiert nach Rey-Figure: Meyers & Meyers, 1995), Tangram (adaptiert nach K-ABC: Melchers & Preuß,

2009), Bildfolgen (adaptiert nach HOTAP: Menzel-Begemann, 2010) und Paar-Assoziations-Wortlisten (adaptiert nach VGT: Hartje et al., 2012).

Der Arbeitskreis Frührehabilitation der GNP hat Screening-Aufgaben für basale visuelle und verbalen Leistungen entwickelt (2020). Auf den Einsteckkarten finden sich dazu Kopiervorlagen für ein erstes Wahrnehmungs- und Sprach-Screening, bei dem Formen erkannt, Zeichnungen benannt und Wörter frei, nach Diktat oder im Lückentext geschrieben werden sollen.

5.2.4 Systematische Screening-Verfahren

Da bei diffusen Hirnverletzungen die neuropsychologischen Störungsmuster mehrere Bereiche zu variablen Anteilen betreffen können, werden für einen umfassenden Überblick breit angelegte Screenings benötigt. Sind Leistungsdefizite bei FIS-Patienten nicht gleich offensichtlich oder durch Begleitsyndrome überlagert, braucht es ein differenziertes Assessment, um die einzelnen Komponenten einer Störung zu erkennen. Hierfür eignen sich Screening-Verfahren, die keine zu hohen kognitiven Anforderungen stellen und doch viele neuropsychologische Bereiche überprüfen.

CERAD: Consortium to Establish a Registry for Alzheimer's Disease (Welsh et al., 1994)

Auch wenn das ursprünglich ein Instrument zur Erfassung der Alzheimer Demenz ist, kann es für ein erstes Leistungsprofil (Benennen, Orientierung, Wortflüssigkeit, Verbalgedächtnis, räumliches Gedächtnis, Verarbeitungstempo, Exekutivleistung) genutzt werden. Es bietet Normen für die Altersgruppen von 42–92 Jahren und erlaubt eine Subtest-Auswertung. Für jüngere Probanden ist bei beeinträchtigten Teilleistungen so zumindest eine Aussage möglich, welcher Altersgruppe der erreichte Score entspricht.

BBS: Burgauer Bedside Screening (Peschke, 2007)

Das BBS ist ein Diagnostik- und Berichtssystem für stabil mitarbeitsfähige Patient:innen. Es besteht aus 12 Modul-Heften zu einzelnen kognitiven Funktionsbereichen (Sprache, Gedächtnis, Exekutivfunktionen, ...) und einem Koffer mit Untersuchungsmaterialien. Gestörte Teilleistungen können isoliert untersucht oder läsionsspezifisch-hypothesengeleitet mehrere Hefte bearbeitet werden. Materialien aus dem Koffer sind auf den Fotos in den Testheften identisch abgebildet und ermöglichen ein leichtes (Wieder-)Erkennen. Jede Aufgabe wird über zwei Instruktionsitems vermittelt, bei denen der Untersucher individuell nötige Hilfestellungen geben kann. Erst nach sicherem Verständnis der Anforderung werden die eigentlichen fünf Screening-Aufgaben

Durch gezielte Manipulation des Materials können Aussagen über kognitive Funktionen getroffen werden

in aufsteigender Schwierigkeit präsentiert. Es sind daher kumuliert maximal 5 Punkte pro Aufgabe zu erreichen, die Einzel-Tests werden in eine Datenbank eingegeben. Daraus berechnet sich ein Untertest- oder Gesamtscore. Das BBS integriert vereinfachte Versionen gängiger standardisierter Testverfahren wie dem Wisconsin-Card-Sorting-Test (WCST, Heaton, 1981) und dem Mosaiktest (aus HAWIE-R, Tewes, 1991).

5.2.5 Adaptation standardisierter Verfahren

Neben Assessments, die speziell für UWS-/MCS- bzw. FIS-Patient:innen entwickelt wurden, können je nach Mitarbeitsfähigkeit der Probanden auch Auszüge aus gängigen Testverfahren verwendet werden. Im Folgenden werden Testbatterien vorgestellt, aus denen Einzelaufgaben bereits in der NNFR verwendet werden können – ggf. mit leichten Adaptationen. Wegen der langen Gesamt-Bearbeitungszeit und Komplexität sind die kompletten Testverfahren von NNFR-Patient:innen nicht zu bewältigen. Daher wird empfohlen, die einzelnen Subtests isoliert zu erheben – eine komplette Testung ist demnach nur über mehrere Termine möglich.

Einzelne Untertests aus standardisierten Verfahren sind für die Frührehabilitation geeignet

- **Wahrnehmung:** *BIT: Behavioral Inattention Test* (Wilson et al., 1987) – Subtest: Abzeichnen, Wegstreichen, Linien halbieren, Lesen
- **Aufmerksamkeit:** *TMT: Trail Making Test* (Reitan, 1992); *TAP Testbatterie zur Aufmerksamkeitstestung* (Zimmermann & Fimm, 2009) – Subtest: Alertness (zur qualitativen Auswertung des Reaktionszeit-Verlaufs), Geteilte Aufmerksamkeit *nur auditiv* (z. B. als Alertness-Maß bei Blindheit)
- **Gedächtnis:** *RBMT: Rivermead Behavioral Memory Test* (Wilson et al., 1985) – Subtest: Bilder wiedererkennen, Gesichter wiedererkennen, Geschichte erinnern (kurzfristig und mittelfristig), Versteck erinnern, Verabredung erinnern
- **Exekutivfunktionen:** *TL-D: Tower of London* (Tucha & Lange, 2004) – Probeaufgaben bis zur Übernahme durch Proband:in vormachen, eventuell seine nicht-dominante Hand festhalten und das Brett auf leicht schräger Fläche positionieren, wenn wegen eingeschränktem (Sprach)-Verständnis die Instruktion/Regel zum Aufstecken der Kugeln auf den Stäben weder verbal noch nonverbal vermittelt werden kann
- **Nonverbale Intelligenz:** *CPM: Coloured Progressive Matrices* (Raven, 1976) – Adaptation: bei starkem Links-Neglect mit Rotation der Vorlagen um 90° nach links, da so alle sechs Auswahl-Items im besser beachteten rechten Feld landen (bzw. bei Rechts-Neglect mit Rotation um 90° nach rechts); bei Disinhibition zusätzlich eventuell Antwortitems abdecken, bis die Vorlage ausreichend betrachtet wurde.

5.3 Dokumentation und Befundung

Die Wortwahl des neuropsychologischen Befundes sollte sich am Kenntnisstand der Leser orientieren

Für die Interpretation der Untersuchungs-Ergebnisse sollten konfundierende Faktoren wie Medikamenteneinflüsse, Assessment-Umstände und Tagesverfassung der Probanden berücksichtigt werden. Wegen der starken Variabilität der Performanz von Frühreha-Patient:innen wird empfohlen, Aufnahme-Befunde erst nach dem dritten Untersuchungstermin schriftlich zu verfassen. Da kognitive Leistungsfähigkeit und generelle Hirnleistungs-Kapazität in der NNFR stark fluktuieren, ist Zurückhaltung mit endgültigen Diagnosen geboten. Nicht selten liegen markante Störungen wie eine Akalkulie bereits in der Folgewoche nicht mehr im Vollbild vor oder lassen sich gar nicht mehr nachweisen.

Manche Kliniken verwenden die ICF-Kodierung der Therapieziele und Funktionsbereiche (WHO, 2005; siehe Kap. 6). Zum Phasenwechsel oder bei der Entlassung in die poststationäre Versorgung ist ein Abschlussbefund zu erstellen. Da ein Phasenwechsel in den meisten Kliniken auch eine Verlegung auf eine andere Station bedeutet, ist ein inhaltlich ausführlicher (Assessment-Verfahren nennen, Testwerte angeben falls vorhanden) und idealerweise qualitativ beschreibender Befund für die übernehmenden Kolleg:innen notwendig. Falls die neuropsychologische Befundmaske über Freitext verfügt, ist es allerdings sinnvoll, die Adressaten des Berichts zu berücksichtigen. Gehen Patient:innen in ein Pflegeheim oder in die häusliche Versorgung, sind verständliche Erklärungen der Störungsbilder mit deren Relevanz für den Alltag entscheidend und sinnvoller als Prozentränge und Testverfahren. Für die Betreuenden sollte man Empfehlungen aussprechen, wie ihre Angehörigen neuropsychologisch weiterhin gefördert werden können und von welchen Maßnahmen sie kognitiv und emotional profitiert haben.

6 Therapie

Aus den Ergebnissen des multiprofessionellen Frühreha-Assessments werden allgemeine Therapieziele abgeleitet und deren Operationalisierung interdisziplinär abgestimmt. Die NNFR bedingt, dass eine Anpassung der Trainingsverfahren an die sensomotorischen und kognitiven Einschränkungen der Klientel nötig ist. Generell sollte das die Teilhabe am stärksten behindernde Defizit zuerst angegangen werden.

In den ersten 6–8 Wochen nach dem „Aufwachen“ bilden sich viele Störungsbilder durch Abnahme von Hirnödem, medikamentöse Behandlung von Entzündungen oder Resorption von Blutungen rasch zurück. Auch ist in den ersten 3 Monaten in vielen Funktionsbereichen noch mit Spontanremission zu rechnen (Stenberg et al., 2015), so dass die neuropsychologische Fachkompetenz zu Rate gezogen werden kann, welches kognitive Störungsfeld in der NNFR einer gezielten Therapie bedarf. Seltene neurologische Störungsbilder wie Agnosien können die Patient:innen in den ersten Wochen nach Hirnläsion zwar durchaus stark belasten, bilden sich häufig aber innerhalb kurzer Zeit spontan zurück. Sollte es durch den stark gestörten Hirnmetabolismus zu Delirzuständen kommen, ist ebenfalls Abwarten und Entschärfen der Situation für Patient:innen und Pflegeteam sinnvoller als verfrühtes funktionsorientiertes kognitives Training (Mart et al., 2021).

Dauer und Häufigkeit der Therapieeinheiten sind durch die körperliche und kognitive Belastbarkeit der Betroffenen limitiert

Zusammenstellung und Frequenz der Therapien werden bestimmt durch den aktuellen *interdisziplinären Schwerpunkt,* Ziel sollte stets die größere Teilhabefähigkeit der Patient:innen sein. In der AVERT-Studie (AVERT Trial Collaboration group, 2015) verschlechterte eine extrem frühe Mobilisation innerhalb von 24 h nach Aufnahme auf ITS den Reha-Erfolg und führte zu signifikant mehr Komplikationen und höherer Sterberate bei intrazerebralen Blutungen (ICB) und schweren Schlaganfällen. Ein früher multimodaler Interventionsstart innerhalb der ersten Woche nach Hirnläsion kann allerdings den Outcome bezüglich Bewusstseinsstufe, kognitivem Status und Unabhängigkeit in den ADL verbessern (Königs et al., 2018).

Generell erreichen häufiger stimulierte Patient:innen rascher ein höheres Leistungsniveau (Zhu et al., 2007). Sowohl Boltzmann et al. (2017) als auch Slade et al. (2002) fanden für die NNFR einen Dosis-Wirkung-Zusammenhang auf motorischen und kognitiven Scores des Frühreha-Barthel-Index, indem mehr Stimulation auch den besseren Outcome bedingte – hierbei zeigte sich aber die Notwendigkeit für tägliche intensive Therapien von mindestens zwei Stunden, da sich sonst kein Unterschied im Barthel-Index abbildete (Slade et al., 2002). Zhu et al. (2007) verglichen Frühreha-Patient:innen, die ab der dritten Woche nach SHT entweder täglich zwei versus vier Therapie-Stunden an 5 Tagen/Woche erhielten (N = 68) bezüglich ihrer FIM- und GOS-Werte. Anfangs waren die motorischen und kognitiven Maße der intensiv therapierten Gruppe signifikant höher, nach 6 Monaten hatte die weniger intensiv übende Gruppe aber aufgeholt (Abb. 6).

Zum Aufbau einer therapeutischen Beziehung bei amnestischen Patient:innen sowie für eine stressreduzierende und aktivitätsfördernde Wirkung von besserer Orientierung und Situationsverständnis sind tägliche Kontakte mit den behandelnden Neuropsycholog:innen und die interdisziplinäre Übernahme der kognitiven Therapieziele vom gesamten Team nachweislich förderlich (Block et al., 2021). Die reine *Therapiemenge* in der NNFR war in Studien für den besseren funktionalen Outcome allerdings nicht so relevant wie die Inhalte und die Motivation der Patient:innen (Horn et al., 2015). Dabei blieb

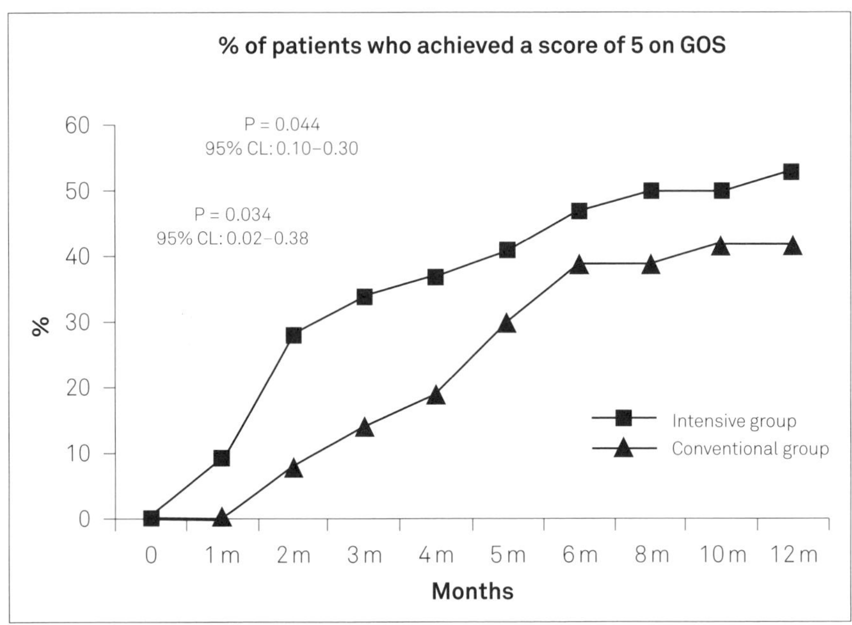

Abbildung 6: Anteil Personen mit Verbesserungen in der Glasgow Outcome Scale (GOS) über 12 Monate nach SHT nach Intensität der Therapien, aus Zhu et al. (2007)

stets der Schweregrad der Hirnschädigung das Limit der Verbesserung, so dass selbst bei maximaler Therapieintensität der Outcome-Wert nie das prämorbide Niveau erreichte. Vor dem Hintergrund der zunehmenden Kosteneinsparungen im Gesundheitssystem und immer kürzer werdender Aufenthaltszeiten in der stationären Versorgung sind die rascheren Therapieerfolge bei hoher Stimulationsmenge aber wichtige Argumente für einen frühen Therapiebeginn und möglichst intensive Maßnahmen von mindestens 120 Minuten Therapiezeit pro Tag.

Im interdisziplinären Team können Reihenfolge-Effekte der Therapieeinheiten genutzt werden

Es hat sich als günstig erwiesen, wenn die gemeinsame Therapieplanung tageweise im Rahmen eines interdisziplinären Treffens am Morgen stattfindet (Schönle et al., 2015). So können tagesaktuelle Bedingungen (Verfassung des Patienten, eventuelle medizinische Eingriffe) berücksichtigt werden und einzelne Interventionen aufeinander abgestimmt werden. Bei günstigen Therapie-Kombinationen können sich *Synergie-Effekte* ergeben: Die optokinetische Stimulation in der Neuropsychologie verbessert in der anschließenden Ergotherapie den Überblick im ADL-Setting. Eine Co-Sitzung von Schluck- mit Physiotherapie (Patient wird am Stehtisch mobilisiert) erleichtert dem Patienten seine Schluckversuche. Eine in der Schlucktherapie erfolgte Entblockung kann die NP-Einheit für Untersucher und Behandelnden gleichsam erleichtern. Und die Mobilisation in den Rollstuhl durch die Pflege ermöglicht es, den Patienten für die neuropsychologische Behandlung in einen Therapieraum mitzunehmen.

Es gilt aber auch, ungünstige Reihenfolge-Effekte zu vermeiden: So ist nach einer aufwendigen Duschen-Ankleiden-Prozedur für die nächste Stunde meist keine stabile Wachheit beim Patienten zu erwarten oder nach einer anstrengenden Physiotherapie ohne ausreichend Pause kaum noch eine intrinsische Aufmerksamkeitsleistung abrufbar. Mit einem interdisziplinär abgestimmten Therapieplan gelingt es, für jeden Patienten das jeweils passende Tagesprogramm zusammenzustellen, um ihn optimal zu fördern. Dazu ist die *Therapeutenkonstanz* eine notwendige Bedingung – nur wenn die Behandelnden „ihre" Patient:innen kennen, kann die Therapie sinnvoll und effizient (ohne Zeit- und Informationsverlust) gestaltet werden. Patient:innen sind bei ihrem vertrauten Personal besser „führbar" und erlernen rascher Handlungsroutinen für ADL-Selbständigkeit und Eigenaktivität (Block et al., 2020). Durch sich einschleifende Abläufe können und sollten die therapeutischen Interventionen in der NNFR hoch individualisiert angeboten werden, um bei den Patient:innen ausreichend Antrieb, Motivation und Ausdauer für einen relevanten Therapieeffekt zu provozieren.

In diesem Kapitel werden trotz dieser Notwendigkeit zur individuellen Anpassung generell gültige neuropsychologische Übungsmethoden und -Trainingsansätze für Einzelsitzungen vorgestellt und an der jeweiligen Stelle durch PC-Verfahren ergänzt, die für die NNFR-Klientel geeignet sind. Die Kapitel sind weniger nach neuropsychologischen Konstrukten, sondern entsprechend der International Classification of Functioning, Disability and Health (ICF: WHO, 2005) nach mentalen Funktionsbereichen und den zugehörigen Teilhabe-Aktivitäts-Kodierungen *(Klammern)* benannt. Auch die thematische Sortierung der Unterpunkte kombiniert vereinzelt unterschiedliche Störungsmuster, die neuroanatomisch und funktionell unterschiedliche Ursachen haben können – da aber das klinische Bild zu ähnlichen Problemen führen kann, wurde primär nach Ähnlichkeiten des therapeutischen Vorgehens zusammengefasst. Die Reihenfolge der Themen orientiert sich am Schweregrad der Teilhabe-Behinderung durch diese Defizite und entspricht – wenn nicht andere Teilhabeziele oder Verhaltensauffälligkeiten dringender zu verfolgen sind – einer generell empfohlenen Abfolge für den Fall, dass in jedem dieser Bereiche Störungen vorliegen. Da die konzentrative Belastbarkeit der Patient:innen meist bei maximal 5–10 Minuten für eine Aufgabe liegt, können in einer Therapiesitzung je nach Verarbeitungskapazität des Patienten auch zwei Methoden hintereinander oder parallel geschaltet werden (z. B. Orientierungsinformation zu Beginn, dann Neglecttraining mit mehreren Pausen, in denen der Sprechantrieb durch biographische Fragen gefördert wird, abschließende Wiederholung der Orientierungsfakten).

Metaanalysen für Therapien bei NNFR-Patient:innen finden nur selten *Evidenzen,* da die betrachteten Stichproben sehr inhomogen sind und kaum vergleichbare Interventionen verwendet werden. Auch lassen sich Spontanremission und Therapieeffekte durch die starken Unterschiede der individuellen Dyna-

Evidenzbasierung ist wegen der Heterogenität und fehlenden Leistungskonstanz der Patient:innen in der Frührehabilitation erschwert

mik in dieser frühen Phase nur schwer trennen, zumal eine Wartekontrollgruppe ohne Behandlung weder ethisch noch abrechnungstechnisch vertretbar wäre. Derzeit gibt es noch keine Interventionsempfehlungen, die sich am zeitlichen Abstand zur und der Art der Hirnschädigung orientieren: welche Methode in welcher Phase in welcher Menge bei welchem Schädigungsmuster? Aufgrund der massiven Diversität der Klientel sind methodische Probleme „frühreha-immanent" (Heindorf et al., 2007). Dennoch gibt es kontrollierte randomisierte Studien, die für einzelne Subgruppen der NNFR-Patient:innen eindeutige Wirkungszusammenhänge nachweisen konnten. Einige der im Folgenden genannten Therapiemethoden haben zumindest empirische oder Augenschein-Evidenz und können im Einzelfall zu deutlichen Leistungsverbesserungen führen. Daher sollte man sie den Patient:innen nicht vorenthalten, bis ihre Evidenz mit den gängigen Methoden der Wissenschaft nachgewiesen ist (Heindorf et al., 2007).

Die daraus abgeleiteten Empfehlungen für kognitive Therapie verlagern die Trainingseinheiten nicht nur in das Therapiezimmer der Neuropsychologie, sondern auch an den Frühstückstisch, in das Badezimmer und den Kleingruppenraum. Dies entspricht einem Milieutherapeutischen Ansatz (Heim, 1985): Auf der Frührehastation ein förderndes Umfeld rund um die Uhr zu gestalten, in dem alle Professionen ein gemeinsames Teilhabeziel verfolgen und die zu verbessernden Aktivitäten im gesamten Tagesablauf wiederholt geübt werden. Die *Milieutherapie* verfolgt einen klientenzentrierten Ansatz in alltagsnahem Setting, die Stationen verfügen über getrennte Ruhe- und Aktivitätsbereiche. Die Patientenzimmer sind Rückzugsorte, in denen keine Therapie stattfindet, und werden nur für pflegerische Maßnahmen vom Personal betreten. Die Stationen sind wohnlich eingerichtet und übersichtlich gestaltet (Hinweisschilder, Farben zur Orientierung), der Sozialkontakt mit anderen Patient:innen wird durch gemeinsames Essen im Speisesaal und Aufenthaltsräume bzw. Gruppentherapien gefördert. Ein Bezugstherapeut:innen-Prinzip ermöglicht feste Ansprechpersonen für die Patient:innen und die Pflegetherapeut:innen betreuen die ihnen Anvertrauten in jedem Dienst.

6.1 Kommunikation (ICF: b167, d310, d315, d330, d335, d350)

Durch die multimodalen Behinderungen in dieser frühen Rehaphase können neben Kommunikations-Erschwernissen (wie Beatmung und/oder Tracheotomie) gravierende sensomotorische Defizite die Kommunikation ebenso erschweren wie gleichzeitig bestehende kognitive Defizite. Während beim Mitarbeits-Training (Kap. 4.2) das Kommunikationsziel vorerst in der Kontaktfähigkeit mit basalen (auch nonverbalen) Interaktionssequenzen besteht

(Kemper & Bach, 2005), soll beim neuropsychologischen Kommunikationsaufbau die Mitteilungs- und Dialogfähigkeit von FIS-Patient:innen gefördert werden.

6.1.1 Sprechantrieb

Da jede Sprechintention an bewusste Inhalte und einen Mitteilungswunsch darüber gebunden ist, kann der Sprechantrieb hirnorganisch sowie kognitiv (Situationsverständnis, Gedächtnis, Auffassung, Reflektion) eingeschränkt sein. Patient:innen mit nicht entblockbarer TK erfahren lerntheoretisch eine Löschung ihrer Sprechversuche, da das Umfeld auf ihre Lautäußerungen mangels akustischer Signale weniger bis gar nicht reagiert. Für den Kommunikationsaufbau sind daher Situationen mit hohem Dialoganreiz, hier-und-jetzt-Bezug oder niedriger verbaler Anforderung (Automatisierung) geeignet. Es kann über persönliche Fotos und Vorlieben („Leben Sie lieber auf dem Land oder in der Stadt?“), Alltagsroutinen und saisonale Besonderheiten („Bügeln Sie ihre Kleidung?“, „Gehen Sie an Weihnachten in die Kirche?“) oder emotionale Bilder gesprochen werden. Ist eine sprachliche Deblockierung nötig, kann der Sprechimpuls durch Floskeln, semantische Trigger wie Gegensatzpaare oder hochüberlerntes Altwissen erleichtert werden („Nicht 'heiß' ist ...?“, „Paris liegt in ...?“) - dabei ist auf einfache Wortwahl und kurze Sätze zu achten. Low-effort-Anforderungen bei ausreichender visueller Fähigkeit sind das Vorlesen von Sätzen, Wörtern oder Ziffern.

Allgemeinwissen und vertraute Themen erleichtern den Kommunikationsaufbau

Der Sprechantrieb kann außer durch Aphasien auch durch Störungsbilder wie akinetischen Mutismus (Kap. 6.2.1) oder bukkofaziale Apraxie beeinträchtigt sein. Bei einer Sprechapraxie gelingen Kommunikationsversuche oft nur erschwert, was je nach Patientenpersönlichkeit und Awareness für die Behinderung zur Vermeidung von sprachlichen Äußerungen führen kann. Ein Versuch mit Kommunikations-Tafel, Buchstaben-Feld/Tastatur oder Schreibutensilien wird hier empfohlen. Manchmal kann über das Schreiben des eigenen Vornamens oder des Wochentags zumindest überprüft werden, ob die Betroffenen Schrift nutzen können. Eventuell muss vorerst über Lückenwörter der Umgang mit Buchstaben wieder automatisiert werden (Magnetbuchstaben) oder erst die Leserlichkeit der Handschrift durch einfache Übungen verbessert werden (Abschreiben, Vervollständigen). Das Training schriftsprachlicher Kommunikation kann sich über viele Wochen hinziehen. Ist wegen nicht entblockbarer TK bei schwerer visueller Einschränkung weder Sprechen noch das Nutzen von Buchstaben-Tafeln möglich, können solche Patient:innen sich bei ausreichender Handmotorik zumindest über „blindes“ Schreiben einzelner Wörter rudimentär mitteilen.

6.1.2 Aphasien, Worttaubheit

Bei ausgeprägter globaler Aphasie können sprachliche Informationen ebenso wenig wie bei einer Worttaubheit entziffert werden. Diese Agnosie für verbale Klangfolgen ist den Betroffenen meist noch nicht bewusst, da sie Geräusche adäquat wahrnehmen – die Worttaubheit kann über Schriftsprache kompensiert werden. Bei Aphasien ist jedoch auch das Lese-Sinn-Verständnis beeinträchtigt. Dann kann es bei fehlender Einsicht in ihre Unfähigkeit, Sprache hörend oder lesend korrekt wahrzunehmen, bei den Betroffenen zu Missverständnissen und Verärgerung kommen. Viel zu häufig sprechen die Behandelnden bei Verständnisproblemen lauter bis hin zum Anschreien mit Verfallen in Telegramm- oder gar Militärstil („Los, aufstehen!"). Die Patient:innen haben kein akustisches sondern ein semantisches Problem, Lautstärke erhöht unnötig das Stressniveau. Besser als das Wiederholen mit mehr Lautstärke ist ein alternativer Formulierungsversuch mit anderer Wortwahl. Ein therapeutischer Ansatz besteht in der Vermittlung von Inhalten über Körpersprache, geführte Bewegungen, nonverbale Signale und klare Gestik. Auch Bildkarten und Kommunikationsbücher können von manchen Patient:innen genutzt werden. Langsame und einfache Sprache sowie das begleitende Nutzen von Schriftsprache oder Skizzen kann auch bei Aphasien gelegentlich das Sprachverständnis erleichtern. Hilfreich sind immer gleiche Begriffe und Floskeln zur schnelleren Automatisierung erster sprachlicher Inhalte.

Kommunikationsstörungen sind variabel und können sich je nach Thema und Situation unterschiedlich stark zeigen

6.2 Antrieb und Handeln (ICF: b130, b176, d210)

6.2.1 Handlungs-Impuls

Handeln erfordert einen Anreiz mit Antizipation eines Zielzustands. Sind Kognition und Behaltensspanne stark eingeschränkt, können entsprechende Intentionen nicht ausreichend konkret oder stabil gebildet werden. Dann zeigen sich Patient:innen der Phase B passiv und ohne Eigenantrieb. Sie sind bereits für die basale Selbstfürsorge wie Trinken, Nahrungsaufnahme oder Lagewechsel auf externe Impulse angewiesen, mehrschrittige ADL-Abläufe können häufig nur unter konstanter Anleitung umgesetzt werden. Selbst nach konkreter Aufforderung oder Anreichen von Material kann die motorische Ausführung der Handlung oft nicht ausreichend stark aktiviert werden oder der Impetus für das Fortführen fehlen. In isolierten Aufgabenstellungen mit offensichtlichem Ziel (z.B. Matrjoschka zusammenbauen, alle Mühlesteine vom Tisch in Schachtel räumen) ließen sich Reaktionen und selbständiges Handeln am besten triggern (Lane-Brown & Tate, 2009). Durch Wiederholungslernen mit dieser simplen „Aufräum"-Anforderung wurde die Handlungskompetenz soweit stabilisiert, dass danach zunehmend komplexeres

Bei alltagsnahen Anforderungen können Handlungsschritte besser angebahnt werden

Material verwendet werden konnte. Durch schrittweises Aufbauen und graduelle Rücknahme der therapeutischen Unterstützung *(Chaining, Fading)* können dann ADL-Sequenzen erarbeitet werden. Die selbständigen Leistungen werden konsequent positiv verstärkt (Lob, Token-System, Erfolgserleben) und durch vermehrt alltagsnahe Settings ergänzt (z. B. Brille aus Etui nehmen, putzen und aufsetzen; Tee zubereiten mit Wasserkocher, Kanne und Teebeuteln). Mittels vertrauter ADL-Anforderungen können Handlungs-Skripte aktiviert werden und so die Ausführung von Einzelaktionen bis hin zur kompletten Handlungsabfolge erleichtert werden. Wichtiges Trainings-Element sind Wiederholungen und konstante positive Verstärkung (Hildebrandt, 2002). Durch schrittweise Steigerung der nötigen Handlungsschritte und *Fading* der externen Impulse und Belohnungen konnten die besten Fortschritte bei Antrieb und Selbständigkeit erzielt werden (Wilson et al., 1999).

Antriebssteigernd und handlungsfördernd wirkten sich bei Patienten mit erhaltener Lese-Fähigkeit auch Listen für Abläufe (für die Morgentoilette, zur Smartphone- oder PC-Bedienung) und Tätigkeiten mit Abhaken/Wegstreichen als Belohnung und gleichzeitig als Trigger zum Wechseln auf das nächste Item der Liste aus. Dabei waren aber oft Timing-Funktionen zum Beginn der Handlungsfolge und externe Erinnerungen an das Abarbeiten der Listen nötig (Pager-Systeme). Bei schwerem Antriebsmangel mussten die Erinnerungsfunktionen akustisch aversiv gestaltet werden; und selbst dann reagierten die Betroffenen nicht immer, sondern warteten ein Ende des Alarms ab, ohne mit der Handlung zu beginnen. Nur wenn dieser so lang weiter klingelte, bis der Ort der dann auszuführenden Handlung aufgesucht wurde (z. B. batteriebetriebener Wecker direkt neben der Tabletten-Box), wurde die Aktion auch zuverlässig ausgeführt. Generell waren Belohnungssysteme stets effektiver als aversive Erinnerungsreize (Lane-Brown & Tate, 2009).

6.2.2 Handlungsmonitoring, Apraxie

Auch bei exekutiven Problemen mit Handlungsabläufen und ideatorischer Apraxie haben sich feste Abläufe und Listen mit den einzelnen Arbeitsschritten als nützlich erwiesen. Da Apraxien oft bei Aphasien auftreten und aphasiebedingt das Lese-Sinn-Verständnis gelegentlich nicht mehr gegeben ist, sind auch Bildkarten mit Zwischen- und Endziel-Zuständen hilfreich, um die einzelnen Handlungsschritte zu strukturieren (vgl. RehaGoal®App; Müller & Schiering, 2019). Schwere Apraxien, die bereits den korrekten Objektgebrauch verhindern, sollten zuerst basal therapiert werden, um ein erstes erfolgreiches Hantieren oder den Umgang mit einzelnen Objekten (Trinken aus einer Tasse, Stiftumgang, Brille korrekt aufsetzen) als Vorstufe gezielter Handlungen zu etablieren. Hierzu ist auf immer gleiche Abläufe und erleichternde Handgriffe durch den Therapeuten zu achten, damit die Bewegungsfolgen des Patienten gelingen – die Steigerung der Komplexität erfolgt erst nach deutlich reduzierter Fehlerrate der jeweils geübten Handlung. So werden z. B. anfangs identische Becher gestapelt, dann die Becher nach Farben sortiert gestapelt. Erst wenn dies sicher umgesetzt werden kann, kann auf zwei Elemente (Würfel in Box schichten) oder verschiedene Formen und Größen erweitert werden (rund versus eckig, Steckboxen mit geometrischen Formen). Lernprinzip ist eine gestufte Steigerung, bei der der nächste Schritt nur aus einer stabilen Leistung heraus begonnen wird (Wilson et al., 2003). Um den Patient:innen einen Anreiz für die immer gleichen Aufgaben und einfachen Materialien zu geben, kann über Feedback der erzielten Verbesserungen motiviert werden („Sie sind jeden Tag ein wenig konzentrierter/sicherer") oder bei leistungsorientierter Persönlichkeit auf Bearbeitungszeit fokussiert werden („Schaffen Sie es heute, die 12 Würfel in weniger als 60 Sekunden in das Vorlagenraster einzusortieren?"). Bei mehrschrittigen Abläufen gelingt der Aufbau trotz gestörter Exekutive mittels *Backward-Chaining,* so dass der Therapeut anfangs bis zum letzten Arbeitsschritt viel anleitet und Bewegungen führt, dann aber die Hilfestellung vom Zielzustand aus rückwärts zunehmend abbaut (*Vanishing Cues;* Riley et al., 2004). Bei auftretenden Problemen wird an den zuletzt korrekten Arbeitsschritt zurückgeführt, damit der Patient die einzelnen Handlungsschritte als Trigger für die folgenden erlernt. Bei zusätzlich bestehenden Defiziten im Arbeitsgedächtnis kann z. B. mit To-Do- und Erledigt-Schritten gearbeitet werden (wenn beispielsweise verhindert werden soll, dass ein Patient sich im Badezimmer mehrmals Deo aufträgt, wird dieses nach der Benutzung vom mit „morgens" beschrifteten in das „fertig"-Körbchen abgelegt).

6.2.3 Inhibition

Sind durch die Hirnverletzung hemmende Netzwerke geschädigt, kann es zu Perseverationen, fehlender Impulshemmung und erhöhtem Rededrang kommen. Patienten wirken dann stimulusgetrieben, vorschnell, können sich von Reizen nicht lösen, Objekte nicht loslassen oder zeigen *Utilization Behaviour.* Sie sprechen vielleicht auffallend laut, zu schnell oder inhaltlich assoziativ-weitschweifig. Da in dieser frühen Phase keine Awareness für solche Verhaltensauffälligkeiten erwartet werden kann, setzt die Therapie an Löschung und Verstärkungslernen an, die auch ohne bewusste Einsicht effizient sind (z. B. Löschung durch Rückkehr zur Startposition; Honda,1999). So kann bei einem PC-Programm z. B. Dauer-Klicken ohne Effekt bleiben, wenn die Tastenverzögerung aktiviert wird, oder wenn der Bildschirm schwarz wird, bis der Patient die Taste wieder loslässt. Eine Verbesserung der Inhibitionsfähigkeit in einem Bereich (Tastendruck kontrollieren) zeigte einen Transfer auch in anderen Bereichen (Objektbenutzung beim Frühstückstraining), ein Training von Aufmerksamkeitsfunktionen *(Disengage, Shift)* zeigte auch eine Re-

Verstärkungstrainings können die fehlende Impulsregulation verbessern

duktion der Perseverationen beim Schreiben und im ADL-Training (Wilson et al., 2003). Bei Ermüdung und durch Mehrfachanforderungen reduzierter mentaler Kapazität trat entsprechend wieder mehr Verhaften/Greifreflex/Festhalten auf.

Für vorschnell-impulsives Verhalten haben sich verbale Cues bewährt, die bis zur konditionierten Kopplung häufig direkt vor der Zielhandlung wiederholt werden. So lernte ein Patient, der stets ohne Sicherungsverhalten aus dem Rollstuhl aufstehen wollte, die feste verbale Abfolge „Bremse, Fußpedal, Tisch" auswendig, um diese Schritte dann automatisiert auszuführen, bevor er seinem Impuls zum Aufstehen folgte. Als Anreiz für die Hemmung verbaler Überproduktion sind Token-Systeme günstig, auch können über Countdown-Timer oder Sanduhren die „freien" Redezeiten von fokussierten Arbeitsphasen abgegrenzt werden. Patient:innen können lernen, sich während einer Aufgabenbearbeitung nicht durch konstantes Reden abzulenken. Dafür wurde von Wilson (1999) ein beidseitig beschriftetes Schild benutzt, das von „Stillarbeit" auf „Pause" umgedreht wurde, sobald die Patientin ihren Rededrang nicht mehr zurückhalten bzw. sich nicht mehr ausreichend gut auf die Aufgabe konzentrieren konnte. Durch die dann beliebig nutzbare Redezeit wurde die Schweige-Anstrengung positiv verstärkt, gleichzeitig wurden die „Stillarbeit"-Phasen vom Therapeuten schrittweise verlängert. Willis und LaVigna (2003) konnten zeigen, dass selbst starke verbale Enthemmung und aggressive Impulse durch solche konditionierten Hinweisreize (deklarierende Karten, vorangehende Ablenker) reduziert werden konnten.

6.3 Visuelle Wahrnehmung (ICF: b156, b210, d166)

6.3.1 Orthoptik

Beeinträchtigungen des Sehens kommen meist optisch durch Doppelbilder zustande. Diese können starke Irritationen auslösen, zu Kopfschmerzen und Übelkeit führen. Zudem ist Diplopie hinderlich für Distanzabschätzung, Positionswahrnehmung und Leseleistung, so dass eine Korrektur früh erfolgen sollte. Da die Schielstellung anfangs noch sehr variabel sein kann, ist statt einer Prismen-Anpassung eher das Vernebeln eines Brillenglases (Abkleben mit Folie) oder das Tragen einer Augenklappe zielführend, wenn diese toleriert wird. Bei Ptosis kann ein zeitweises Hochkleben des Augenlids in der Therapie hilfreich sein. Visusminderungen durch die Hirnschädigung können durch erhöhten Hirndruck verursacht sein oder beim zentralen Verschwommensehen auftreten, beide sind aber variabel und daher nicht durch optische Korrektur mittels Brille kompensierbar (Zihl, 2011).

6.3.2 Gesichtsfeldausfälle

Neben Visusminderung und Akkomodations-Störungen liegen bei bis zu 30 % der Frühreha-Klientel Quadranten- und Hemianopsien vor (Prosiegel, 1988). Auch wenn Patient:innen ihren Gesichtsfeldausfall in der ersten Phase nach der Hirnschädigung nur selten wahrnehmen, behindert eine eingeschränkte Exploration die Mitarbeit in vielen Bereichen. Es gibt vielversprechende Befunde zu teilweiser Restitution, wenn die Penumbra des geschädigten Sehrinden-Areals durch Bewegungsreize stimuliert wird (Melnick et al., 2016). Auch gering mitarbeitsfähige Patienten können durch das bloße Betrachten von bewegten Stimuli im oder hinein in den blinden Bereich für täglich mehrmals 3–5 Minuten visuell stimuliert werden (z. B. schwarz-weiße Spiralen oder optokinetische Vorlagen mit vertikalen Streifen). Durch das visuelle Training und die verbesserte Wahrnehmungsleistung können sich auch Begleiterscheinungen des Gesichtsfeldausfalls wie die visuellen Reizerscheinungen eines *Charles-Bonnet-Syndroms* zurückbilden. Haben die Patient:innen schon eine Wahrnehmung für ihren Gesichtsfeldausfall, können auch klassische Sakkadentrainings mit dem Ziel des prozeduralen Lernens durchgeführt werden.

Sehtrainings können den visuellen Überblick verbessern

6.3.3 Neglect

Da klassische visuelle Explorations-Trainings als top-down-Ansatz auf bewusster Kompensation durch den Patienten beruhen, sind bottom-up-Verfahren zur Neglect-Behandlung in der Frühreha vorzuziehen. Die Effekte von Optokinetischer Stimulation (OKS) übertreffen selbst bei Neglectpatienten mit Störungseinsicht die Effekte des herkömmlichen Suchstrategie-Trainings (Kerkhoff et al., 2014). Dazu ist neben dem optischen Fluss ins vernachlässigte Feld keine Vordergrundaufgabe zwingend nötig. Somit kann auch bei Patienten, die aufgrund motorischer und sprachlicher Behinderung lediglich den Bildschirm betrachten können, eine effiziente Therapiemethode zur Neglectreduktion angewandt werden. Entsprechende Programme werden professionell vertrieben (Preier Neurosoft®) oder sind in den gängigen neuropsychologischen PC-Trainings oft integriert (z. B. Rehacom®). Inzwischen gibt es für Patienten mit schwerem multimodalem Neglect, die die Augen aber viel geschlossen halten, vielversprechende Studien-Ergebnisse für vergleichbar starke Effekte bei akustisch-kinetischer Stimulation (Heinrizi et al., 2016).

Bottom-up Verfahren sind in der Neglectbehandlung der Frührehabilitation zu bevorzugen

Um eine Kopfwendung und damit Aufmerksamkeitsverschiebung zur vernachlässigten Seite zu suggerieren, kann im klinischen Alltag die Nackenstimulation mittels Vibrationsgeräts verwendet werden (Schindler et al., 2002). Dazu erfolgt entweder während einer Explorationsaufgabe oder in Ruhe eine sensorische Reizung der Nackenmuskulatur auf der vernachlässigten Seite. Diese Methode wird von den meisten Patient:innen gut toleriert und ist einfach anzuwenden, da kein spezieller Triggerpunkt ermittelt werden muss, sondern bereits die Stimulation des kontraläsionalen Trapezmuskels ausreicht, um die Wahrnehmung auf die Neglectseite zu verschieben. Die vielversprechenden neuen Möglichkeiten der Therapie mit VR-Brillen in der Neglecttherapie in Phase C und D sind dagegen mit Phase-B-Patient:innen noch nicht erprobt und könnten speziell bei räumlicher Desorientiertheit eher die Verwirrung und fehlende Trennung von Verkennung versus Realität verschlimmern.

6.3.4 Agnosien, Balint-Syndrom

In der Frühphase nach Hirnschädigung treten seltene Störungsbilder wie verschiedenste Agnosien oder das Balint-Syndrom noch im Vollbild auf, die sich im weiteren Verlauf meist mit der Erholung der primären und assoziativen visuellen Areale zurückbilden. Bis zur Spontanremission kann eine gestörte Wahrnehmung von z.B. Bewegung, Farben, Gesichtern, Objekten, Positionen im Raum oder eine fehlende visuomotorische Koordination die Patient:innen aber stark verunsichern und sogar ängstigen. Daher sollte der jeweilige Ausfall über erhaltene Reizkanäle kompensiert werden (z.B. bei Prosopagnosie stellen sich eintretende Personen immer vor, bei Objektagnosie werden Gegenstände z.B. im Bad an festen Plätzen positioniert und farbig unterschiedlich gewählt; Wilson, 1999). Zur Erleichterung von Sakkaden oder zumindest Kopfwendung bei gestörter visuell-räumlicher Orientierung können Augenbewegungen unter Rückgriff auf das Positionsgedächtnis und die Propriozeption durch verbale Hilfen oder durch Training der Auge-Hand-Koordination („Schauen Sie in Richtung Ihrer Füße/auf Ihre Hand“) angeleitet werden, um dann als Behandler die Hand des Betroffenen an das zu findende Objekt heranzuführen (Zihl, 2011).

6.4 Konzentration (ICF: b110, b140, d160)

Die Fähigkeit, sich auf Reize, Handlungen und Abläufe zu konzentrieren, ist ein komplexes Aufmerksamkeitsphänomen. Die verschiedenen Aspekte der Aufmerksamkeitsfunktionen sind neurologisch nicht in einer spezifischen Region verortet, sondern erfordern die Zusammenarbeit mehrerer Regionen des neuronalen Netzwerks. Entsprechend liegen bei über 80 % der Früh-reha-Patienten mittel- bis schwergradige Störungen der Aufmerksamkeitsfunktionen vor (Prosiegel, 1988). Basale Reizverarbeitung erfordert die Aktivierung des kortiko-subkortikalen Arousal-Systems. Komplexere Informationsverarbeitungsprozesse benötigen zunehmend größere neuronale Ressourcen und sind somit kapazitätslimitiert (vgl. Abb. 3 auf S. 44). So-

Aufmerksamkeitsleistungen lassen sich durch regelmäßiges Training verbessern

wohl Aufmerksamkeits-Intensität als auch -Selektivität können mit Trainingsverfahren verbessert werden (Sturm, 2012). Durch eine Steigerung der konzentrativen Fähigkeiten können auch spezifische Leistungsdefizite besser behandelt und kompensiert werden. So verbessert sich die Orientierung häufig durch eine stabilere Aufmerksamkeitsleistung, und durch eine bessere Aufmerksamkeitsteilung wird die Interaktion oder ein Dialog erst möglich. Das Training eines geschädigten Aufmerksamkeitsbereiches reduziert nicht nur die dadurch ausgelösten Störungen, sondern hat den positiven Nebeneffekt, dass eine gesteigerte Konzentrationsleistung auch die generelle mentale Kapazität verbessert (Hofer et al., 2014). Speziell für das Training einzelner Aufmerksamkeitsfunktionen bieten sich PC-Programme an, da diese adaptiv auf das aktuelle Leistungsniveau reagieren können und die Patient:innen so immer an ihrem momentanen Leistungsmaximum trainieren. Es werden im Folgenden für die NNFR geeignete Aufgaben dieser Trainings-Programme beispielhaft genannt.

6.4.1 Alertness-Training für Reaktion und Tempo

Sobald sich bei einer noch schwer in ihrer Mitarbeitsfähigkeit eingeschränkten Person ein Reaktionsmodus etablieren lässt (Zunge vorstrecken, Daumen heben, Tastendruck, etc.), wird dieser durch Wiederholungstraining stabilisiert. Hierbei wechseln sich aufgrund der reduzierten Aufmerksamkeitsspanne kurze Übungsphasen mit Ruhepausen ab. So können in einer 30-minütigen Sitzung mehrere Trainings-Einheiten von 2–5 Minuten durchlaufen werden. Die Pausen sollten eine Erholung des aktivierten Netzwerks ohne Stimulation zulassen. Die Pausenlänge ist abhängig vom Bedarf der Person – manche werden während der Übung mit jeder Minute weniger reagibel oder schlafen gar ein. Sobald die Person sich wieder stabil erwecken lässt, kann ein weiterer Trainingsdurchgang angeboten werden. Bei belastbareren Patient:innen kann die Erholungsphase kürzer als die Belastungsphase sein. Geeignet sind PC-Programme mit Alertness-Anforderungen (Cogpack®: Ufos) oder Vorlagen, bei denen z. B. Münzen eingesammelt oder Bilder durch Antippen verdeckender Felder schrittweise freigelegt werden sollen. Kann der Patient die Oberfläche eines Tablets motorisch erreichen, sind auch Bildfolgen-Weiterwischen oder bewegte-Punkte-Verfolgen möglich. Bei blinden Patient:innen, die ein Ja-Signal zeigen, können akustische Reize gegeben werden (einen Ton wegdrücken, bei Zielton mit Ja reagieren, Geräusche raten: „Ist das eine Trompete?“).

Anfangs muss der Behandler häufig noch die Voraktivierung übernehmen und bei der Ausführung helfen – diese Hilfen werden schrittweise zurückgenommen, wenn sich Fortschritte zeigen *(Fading)*. Ziel des Trainings ist anfangs das selbständige Reagieren ohne externes *Prompting,* später dann die

Reaktionskonstanz (Hildebrandt, 2002). Können Patient:innen mehrere Minuten stabil reagieren, können je nach Möglichkeit der Person auch Tempo-Anforderungen gegeben werden (Rigling®: akustische Reaktionsfähigkeit; RehaCom®: Alertness). In einer Studie, die ausschließlich mit Phase B Patient:innen durchgeführt wurde, konnte Sponagl (2012) zeigen, dass ein tägliches Reaktionszeit-Training über 3 Wochen (Cogniplus®: ALERT) für diese Gruppe zu bewältigen war und Verbesserungen in Tempo und Fehlerrate erreicht wurden.

6.4.2 Aufmerksamkeitsfokussierung und -teilung

Wenn es gilt, aus der Flut von Umweltreizen die relevanten Informationen herauszufiltern, fokussieren neuronale Netzwerke dafür unsere Aufmerksamkeit. Ist diese Selektion nach Schädigung beteiligter Areale beeinträchtigt, sind Patient:innen ablenkbar und nur schwer auf Material auszurichten bzw. bei einer Aufgabe zu halten. Hier setzen visuelle Suchaufgaben an, bei denen die Zielitems aus einer Auswahl an verschiedenen Reizen gefunden werden müssen. Auditiv kann ein Instrument aus mehreren Ablenkern erkannt werden, taktil kann in einem Fühlsack der eine runden Gegenstand unter lauter eckigen zu suchen sein. Geeignet sind auch repetitive Handlungen mit räumlich und inhaltlich wechselndem Aufmerksamkeitsfokus – das Befüllen einer Schachtel mit auf der Magnettafel verteilten Items oder das Aufnehmen von Steckdübeln aus einer Schale und deren Einsetzen in eine Lochreihe, jeweils einen nach dem anderen. Damit wird der Ablauf *Engage-Disengage-Shift* trainiert, der nicht nur nach rechtshemisphärischen Läsionen deutliche Probleme bereitet (Losier & Klein, 2001).

Während anfangs in ablenkungsfreiem Setting geübt wird, kann als Steigerung der Anforderung an die selektive Aufmerksamkeit ein Nebengeschehen (Radio einschalten, Therapeut:in macht andere Verrichtung) hinzugenommen werden. Wenn die Aufmerksamkeitsfokussierung soweit verbessert ist, dass Patient:innen auch bei Hintergrund-Geräuschen oder Nebenaktivitäten auf ihre Handlung ausgerichtet bleiben, kann im nächsten Schritt die Teilung trainiert werden. Übungen hierzu sind pc-gestützte Multi-Taskings (Cogniplus®: DIVID) oder Handlungsabläufe sowie mehrdimensionale Vorlagen (Rehacom®: AUFM). Manche NNFR-Patient:innen können sich durch tägliches Training in ihrer Fähigkeit zur Aufmerksamkeitsteilung verbessern (Sponagl, 2012). Je nach mentaler Kapazität ist diese Fähigkeit in der Phase B aber noch nicht gegeben. Dann sollten Aufgaben weiterhin sequentiell bearbeitet und Anforderungen eindimensional gehalten werden, um eine Überforderung zu vermeiden. Bei Überlastung des Aufmerksamkeits-Systems können sich sonst bereits vorhandene Funktionen wieder verschlechtern (Sturm, 2012).

6.4.3 Neurofeedback

Eine Biofeedback-Methode zur Verbesserung der Aufmerksamkeitsfunktionen ist die Rückmeldung von EEG-Mustern

Während sich die computergestützte Rückmeldung von biologischen Parametern (Muskeltonus, Herzrate, Atemfrequenz, etc.) in vielen psychologischen und ergotherapeutischen Praxen etabliert hat, um z. B. Entspannungsverfahren zu trainieren, ist dies in Rehakliniken noch wenig der Fall. Im ADHS-Bereich ist Neurofeedback mittlerweile ein Standardverfahren, und auch bei neurologischen Patienten mit kognitiven Störungen wird diese Methode der gezielten Rückmeldung von EEG-Komponenten bzw. einzelner Frequenz-Quotienten eingesetzt (Hofer et al., 2014). Die Technologie ist mittlerweile ausreichend robust, so dass die Messungen weitestgehend artefakt-frei erfolgen können. Die neuropsychologische Fachkompetenz entscheidet, welche EEG-Frequenzen beim Training gefördert werden sollen. Diese werden dann mittels Elektroden von der Kopfhaut aufgenommen und den Probanden über den Computer rückgemeldet. Liegen die Werte im anvisierten Zielbereich (z. B. Steigerung des Alpha-Anteils für Entspannung oder der Beta-Frequenz für Fokussierung), wird dies positiv verstärkt, indem z. B. vom Probanden präferierte Musik weiterspielt oder prompt auf die EEG-Veränderungen reagierende Smileys oder andere Effekte auf dem Bildschirm erscheinen. Da Neurofeedback schwerer zu „erlernen" ist als beispielsweise die Beeinflussung von Herzrate oder Hautleitwiderstand, benötigt man knapp 15–20 Sitzungen (Rief & Birbaumer, 2010). Im Bereich der NNFR wird das Verfahren nur vereinzelt eingesetzt, eine Neurofeedback-Untersuchung bei MCS-Patient:innen ergab aber einen – bei zu kleiner Stichprobengröße nicht signifikanten – Effekt durch positive Verstärkung der Amplituden der Alpha- und Beta-Aktivität mit Lieblings-Musik (Keller & Garbacenkaite, 2015).

6.5 Orientierung und Gedächtnis (ICF: b114, b144, b210)

6.5.1 Externe Orientierungshilfen

Bei Patienten mit schweren anterograden Amnesien werden externe Hilfen wie Tagebücher, Smartphone-Informationen oder Kalender-Hefte empfohlen (Thöne-Otto et al., 2020). Ziel ist das selbständige Eintragen von Ereignissen und das kompensatorische Nachschlagen von Fakten, um die Gedächtnisstörung kompensieren zu können. Gedächtnisbücher überfordern aufgrund der Informationsmenge (persönliche Daten, Krankheitsereignis, Behandlungsverlauf, Termine, Erinnerungshilfen, evtl. Fotos und Namen von Therapeut:innen, etc.) und der hohen Anforderung an Eigenorganisation die meisten NNFR-Patient:innen noch. Das Eintragen erfolgt oft unsystematisch bis unverständlich, auch sind Schreibfähigkeit oder Leseleistung häufig noch stark eingeschränkt. Ähnlich wie bei Intensivtagebüchern sind Gedächtnisbücher nicht für alle Patient:innen gleichermaßen hilfreich. Je nach Störungsbild und Persönlichkeit wird eine Desorientiertheit auch nicht zwingend als Stressor empfunden (happy amnesia), manche sind der eigenen Unwissenheit gegenüber völlig indifferent.

Orientierungsstörungen können durch externe Gedächtnishilfen kompensiert werden

Die ersten Orientierungshilfen können daher basal angelegt werden und nur wenige Informationen vermitteln. Aus neuropsychologischer Sicht wird beurteilt, welche Angaben und welcher Form die Betroffenen benötigen und bewältigen können. Bei Orientierungswunsch oder gar ungünstigen Konfabulationen („ich bin hier auf der Arbeit, jetzt ist Feierabend, also fahre ich heim"), sind vereinfachte Therapiepläne und konkrete Informationen so anzubringen, dass sie möglichst oft ins Blickfeld fallen (z. B. auf dem Handy-Display, als Zettel an der Zimmertür: „Bitte im Zimmer auf den Arzt warten.", als Mobile von der Zimmerdecke: „Meine Frau kommt mich hier abholen."). Je nach Möglichkeit (Umgang mit Schrift, Uhrzeiten, Symbolen) und Lernfähigkeit können diese Stundenpläne für die gesamte Woche an der Patienten-Pinnwand deponiert werden oder sollten als Tages-Plan jeden Morgen überreicht werden. Meist genügen Einträge zu Essenszeiten, Therapieterminen und – wenn schon von der Familie mitgeteilt – Angehörigen-Besuchen, um Tag und Woche orientierend zu strukturieren. Je häufiger diese Zettel vom Behandlungsteam angesprochen werden, desto schneller „weiß" der Patient, dass er sein Tagesprogramm auf seinem „Spickzettel" nachschlagen kann. Auch hierbei ist eine einheitliche Bezeichnung durch alle Behandelnden günstig für die Lernleistung; noch besser, wenn der Patient selbst eine Bezeichnung für seine Gedächtnishilfe findet. Manche Patienten tolerieren auch umgehängte Zettel mit den nötigen Orientierungs-Informationen, da diese häufig ins Blickfeld geraten und somit teil-automatisiert genutzt werden (Thomas et al., 2003). Einfache Wochenplaner für einzelne persönliche Ereignisse und relevante Einträge (z. B. Zahnarzt-Konsil, PEG-Entfernung) sind ausreichend, wenn die täglichen Therapiezeiten für den Patienten weniger relevant sind. Nicht-mobilisierbare Patienten, die stark unter ihrer Desorientiertheit leiden, profitieren von über dem Bett an der Zimmerdecke bzw. in der Blickachse an der Wand angebrachten Orientierungshilfen. Bei Sehbehinderung oder Problemen beim Ablesen der Uhr durch ausgeprägten Neglect sind sprechende Uhren (mit Stundenalarm oder Vorsprechen der aktuellen Uhrzeit bei Knopfdruck) sinnvoll, da bereits eine zeitliche Orientierung mehr Sicherheit geben kann. Es gibt auch elektronische Sprachsysteme, die mit den Tagesterminen oder wichtigen Informationen von den Angehörigen besprochen und dann bei Bedarf vom Patient:innen abgehört werden können – nach ausreichend Wiederholungen zeigt sich dann oft implizites Lernen, weil die externe Gedächtnisstütze positiv empfunden und dadurch der Umgang damit verstärkt wird (Riley et al., 2004).

Oft haben Patient:innen auch ihre Smartphones in der Klinik dabei und betrachten diese regelmäßig: hier kann das Hintergrundbild oder – bei Seniorenhandys – das SMS-System mit wichtigen Informationen hinterlegt werden (z. B. „Meine Frau kommt um 15 Uhr zu Besuch. Ich kann hier warten."). Wenn vor der Hirnschädigung schon eine hohe Vertrautheit mit elektronischen Hilfen bestand, können auch Notizblock-Apps genutzt werden, die über Spracheingabe bedienbar sind und die gespeicherten Listen auch wieder vorlesen. Außer der Fähigkeit zu klar artikulierter Sprache muss so weder Schreiben noch Lesen gegeben sein.

Ziel der externen Gedächtnishilfen ist es, dem Patienten Informationen zu geben, die ihm Sinn und Ziele vermitteln und ihn ggf. auch beruhigen. Bei Wartezeiten können Kurzzeitwecker mit sichtbarer Countdown-Funktion genutzt werden, damit dem Patienten z. B. die verabredeten 20 Minuten (für Mobilisation, Alleinsein bis zum nächsten Kontakt) nicht wie Stunden vorkommen (Wilson et al., 1999).

6.5.2 Etablieren von Routinen, prozedurales Lernen

Bei schweren Amnesien können explizite Lernstrategien nicht eingesetzt werden, aber es lassen sich implizite Lernvorgänge weiterhin nutzen: dazu sind *Errorless Learning, Vanishing Cues* und *Spaced Retrieval* die Methoden der Wahl (Thöne-Otto et al., 2020). Wenn die Orientierung auf Station und das Zurückfinden zum eigenen Zimmer das Verlaufen in der Klinik reduzieren soll, müssen stets die gleichen Wege zu den Therapie- und Funktionsräumen gegangen werden und auf hilfreiche *Landmarken* hingewiesen werden. Auch ein fester Stundenplan sowie einheitliche Abläufe beim Selbsthilfe-Training oder bei anderen ADL-Fähigkeiten verbessern das Lernen und damit die spätere Selbständigkeit in diesen Aufgaben (Marshman et al., 2013). Selbst PTA-Patient:innen mit fehlender Verbalgedächtnis-Speicherung konnten wichtige Informationen wie die Nutzung des Schwesternrufs, das Bitten um Hilfe am Stationszimmer oder Wege in der Klinik auf diese Art lernen (Langhorn et al., 2010).

Prozedurales Lernen ist auch bei schwersten Gedächtnisstörungen in der Regel nutzbar

Routinen wie das automatische Nutzen externer Orientierungshilfen oder das Sich-Erinnern an regelmäßiges Trinken werden durch *massiertes Lernen* etabliert, indem die Patient:innen in den ersten Tagen hochfrequente Hinweise erhalten und jedes Mal durch Lob und Erfolgserlebnisse positiv dafür verstärkt werden. Auch innerhalb der neuropsychologischen Trainingssitzungen lassen sich durch Wiederholungslernen festgelegter Routinen innerhalb von Tagen bis Wochen Abläufe einschleifen, die dem Patienten dann z. B. rascher eine eigenständige Bedienung einfacher PC-Programme oder eben seines Smartphones (wieder) ermöglichen. Speziell bei PTA-Patient:innen findet in den ersten Wochen noch kein Neulernen statt, sie haben oft Behaltensspannen von unter einer Minute und sind im Kliniksetting dadurch ständig mit für sie völlig neuen Personen und Situationen konfrontiert. Sie erkennen weder die Therapeut:innen noch ihr eigenes Zimmer wieder und bilden anfangs keine episodische Gedächtnisspeicherung, so dass sie über keinerlei explizite Erinnerungen oder neu gewonnenes Faktenwissen verfügen (Wilson et al., 1992). Wenn sich in den ersten beiden Wochen eine strikte Therapeutenkonstanz bei Pflege, Versorgungskräften und Therapiebereichen sowie weitestgehend stabile Abläufe einrichten ließen, zeigten selbst PTA-Patient:innen in der dritten Woche ein stressreduzierendes Gefühl von Vertrautheit mit Abläufen und Personen und präferierten das ihnen vertrautere Personal gegenüber für sie neuen Teammitgliedern. Sich mit den Behandlern wohlzufühlen ist gerade in der NNFR, wenn noch keine Einsicht in die Sinnhaftigkeit von Therapieanstrengung besteht, ein wichtiger Faktor für Mitarbeitsmotivation. Vorbewusste Lernprinzipien wie *Konditionierung, prozedurales Lernen* und *Priming* sind auch ohne bewusste Erinnerung wirksam, vermitteln dem Patienten aber mehr Sicherheit bei Handlungen und Entscheidungen. Sie können Therapieinhalte vorbereiten, die Compliance dadurch erleichtern und eine Basis für spätere explizite Lerninhalte bilden.

6.6 Spezielle Therapieansätze

Durch den ihnen immanenten Fokus auf Emotionen ermöglichen Therapieansätze wie Musik-, Kunst- und Tiergestützte Therapie einen Zugang zu schwer hirngeschädigten Menschen, der über rein kognitive Kanäle weniger gut zu erreichen ist.

6.6.1 Musiktherapie

Eine unmittelbare, nonverbale Art der Interaktion mit der Umwelt findet in der Musiktherapie statt, die neben Emotionen auch Aufmerksamkeit, Wahrnehmung und Gedächtnis anspricht (Jochims, 2005). Ähnlich wie die Kunsttherapie kann die Musiktherapie als passiver Rezipient oder als aktiver Gestaltender erfahren werden – in jedem Fall eröffnen beide Verfahren den Patient:innen neue Wahrnehmungen und Ausdrucksweisen. Musik lädt zum Mitmachen ein und stimuliert nicht nur sensorisch, sondern auch kognitiv. Spezielle musikalische Kleingruppen in der NNFR können hierbei sehr positive Effekte auf Antrieb, Interaktionsfähigkeit und konzentrative Ausdauer zeigen (Bender, 2016). Neuere Ansätze schlagen Musik wegen ihrer starken Wirkung bei UWS-/MCS-Patient:innen sogar als Mittel zum Bewusstseins-Assessment vor (Magee et al., 2014). Kotchoubey et al. (2015) geben eine Übersicht der Anwendungsgebiete in der NNFR und betonen, dass Melodien

Durch Musik können Motorik und Kognition sowie Motivation gefördert werden

statt Tönen und Lieder statt bloßer Klänge präsentiert werden sollten, um die neuronalen Netzwerke besser zu stimulieren.

6.6.2 Tiergestützte Therapie

Der Kontakt mit einem Tier stimuliert alle Sinne und löst bei den meisten Menschen positive Gefühle aus (Böttger, 2008). Die Möglichkeiten für Tiere im Frühreha-Setting sind hygienebedingt eingeschränkt, zumal viele Patient:innen noch nicht ausreichend mobil oder kreislaufstabil für Spazierfahrten nach draußen zum Besuch von eigenen Haustieren oder Freigehegen sind. Obwohl es Kliniken gibt, die einen Kontakt zu Tieren in einem speziell für die Tiergestützte Therapie vorgesehenen Raum zulassen (Otterstedt, 2005), bestehen oft Hygiene-Einwände speziell für multimorbide Immungeschwächte. Wir werden in diesem Kapitel die Möglichkeiten einer Tiergestützten Therapie mittels Aquariums beleuchten. Natürlich ist das Berühren und Streicheln eines Säugetieres (Meerschweinchen, Hase, Hund, Katze, etc.), das mit seiner Körperwärme und Bewegung direkt erfühlbar ist, den Fischen vorzuziehen. Da die Pflege und Sicherheit von Säugetieren aber mehr Verantwortung und Zeitaufwand als bei Fischen bedeutet, lassen sich diese Therapien besser durch externe „Dienste“ (organisierter Besuch vom Therapiehund in der Klinik oder Treffen des eigenen Haustiers außerhalb der Klinik) etablieren.

Tiere haben einen besonders starken Effekt auf Aktivierung und Emotion

Edwards und Beck (2002) erreichten durch das Aufstellen eines Beckens mit Seebarschen bei dementen Bewohner:innen eines Seniorenheims signifikante Verbesserungen bei Nahrungsaufnahme, Gesprächshäufigkeit und der Dauer von Angehörigenbesuchen (Kontrollbedingung: Poster mit Meerestieren). Andere Studien fanden positive Effekte auf Motivation und körperliche Aktivität bei neurologischen Patient:innen, wenn diese an der Versorgung der Fische beteiligt wurden. Aquarien sind hygienisch unbedenklich und je nach Fischart gering pflegeaufwendig. Der Einsatz von Fischen kann bei FIS-Patient:innen mehrere Funktionen erfüllen:

- *Stimulation:* Anschauen, Animation zum Beobachten, Kommunikationshilfe durch Gesprächsthema/Kommentieren, Exploration bei Suchen von einzelnen Fischen
- *Affekt:* Freunde, Stimmungsaufhellung, Entspannung, Austausch mit anderen Patienten über die Tiere
- *Kognition:* Orientierung auf Weg zum Aquarium, Erinnern der Futtermenge oder einzelner Namen, Tagesstruktur durch besonderen Termin, Wochenüberblick bei Aufgaben wie Fütterung durch Patient:innen, Praxie und Handlungs-Struktur durch Mithilfe beim Reinigen
- *Identität:* Übernimmt Verantwortung für die Tiere, Selbstwertgefühl durch Aufgabe, Fische reagieren auf Handlungen der Person, erzählt von eigenen Haustieren in ihrer Biografie

6.6.3 Kleingruppen

Auch wenn manche FIS-Patient:innen mit einer Gruppensituation noch überfordert sein dürften, lassen sich bei anderen in der sozialen Interaktion einer therapeutischen Kleingruppe aus 2–3 Patient:innen positive Effekte erreichen, die in einer neuropsychologischen Einzelsitzung nicht provozierbar sind. Speziell vor dem Hintergrund der stets zu knappen Zeitressourcen bedeutet das Zusammenlegen zweier Einzeltermine zu einer Kleingruppe mit zwei „kompatiblen" Patient:innen einen Mehrgewinn für Behandelte und Behandelnden. Ziele der Gruppe können Aktivierung, Orientierung oder Neglect-Training sein. Zur Aktivierung bieten sich hochüberlernte Spiele (Würfeln, Domino, UNO) an, welche im abwechselnden Handeln und durch den situationsimmanenten Anreiz auf Gewinnen merklich Aufmerksamkeitsfokussierung und Ausdauer erleichtert. In einer Neglect-Kleingruppe kann mittels Beamer eine Optokinetische Stimulation an eine Wand projiziert werden, vor der die Patient:innen sitzen und im Sinne einer „Such-Challenge" versuchen, durch Finden der Zielitems als erste:r den Punkt zu ergattern. Patient:innen zeigen oft mehr Interesse an einander als am Klinikpersonal, so dass das Kleingruppensetting neben der sozialen Stimulation auch mehr Möglichkeit zum Vergleichen und Modell-Lernen bietet.

Eine Kleingruppe kann die Mitarbeit von Frühreha-Patient:innen verbessern helfen

6.7 Therapie bei Verhaltensauffälligkeiten

FIS-Patient:innen können eine veränderte Realitätswahrnehmung haben und sich dadurch möglicher Gefahren nicht bewusst sein. Deshalb obliegen der Rehaeinrichtung die Aufsicht und der Schutz vor Eigen- und Fremdgefährdung. Durch die Hirnschädigung und das Klinik-Setting kann es bei neurologischen Ausfällen von Wahrnehmung, Praxie und Exekutivfunktionen zusätzlich zu Verhaltensweisen kommen, die ein hygienisches oder soziales Problem darstellen, so dass interveniert werden muss. In jedem Fall sollte ein Störverhalten als Versuch des Menschen gesehen werden, mit seiner aktuellen Realität bzw. Belastungssituation umzugehen. Häufig entstehen Schwierigkeiten im Patientenkontakt durch zu rigide Vorgaben und aggressiv-ungeduldige Reaktionen im Behandlungsteam. Ein wohlwollender und deeskalierender Umgang mit den Patient:innen sowie eine Verhaltensanalyse nach dem *SORCK*-Schema kann erste Hinweise zur Verhaltensveränderung liefern (Müller, 2017). Das Stationsteam ist zumindest das flexiblere und verständigere soziale System, so dass vor jeder restriktiven und vor allem medikamentösen Intervention primär über mögliche Anpassungen der Stations-Umwelt (i. S.v. Vermeidung auslösender Kontextfaktoren) nachgedacht werden sollte.

Der Umgang des Umfelds mit den Betroffenen bestimmt maßgeblich deren emotionale Reaktion. Frühreha-Patient:innen sind emotional suggestibel

6.7.1 Vorgehen bei psychomotorischer Unruhe

Je nach Ursache der psychomotorischen Unruhe sollten Verhaltensalternativen angeboten werden

Bei Schädigung inhibitorischer Netzwerke kommt es in den ersten Regenerations-Phasen zu PTA- und Dyscontrol-Symptomen (Kap. 2.2). Patient:innen zeigen starke Unruhe, massiv reduzierte Aufmerksamkeitsintensität, einen gestörten Schlaf-Wach-Rhythmus und ein hyperaktives und angespanntes Verhalten. Die Verausgabung von Energie scheint die Patient:innen kaum zu erschöpfen, vielmehr wirken sie durch jeden neuen Reiz angezogen und fast getrieben. Sie kommen nicht zur Ruhe, eine mechanische Verhinderung des Bewegungsdrangs (Fixierung) verstärkt diesen eher noch und führt durch Scheuern an den Gurten zu sekundären Problemen (Müller & Schomburg, 2019). Eine medikamentöse Dämpfung kann zu paradoxen Effekten führen (i.S.v. gesteigerter Unruhe durch Sedativa) oder birgt bei durch die Schläfrigkeit verstärkter Immobilität die Gefahr von Sekundärkomplikationen (Dekubiti, Lungenentzündung, erhöhte Sturzgefahr, Verlust der Rehafähigkeit). Solch unruhige Patient:innen sind durch zu komplexe Anforderungen nicht auf eine Aufgabe auszurichten, sie werden aber bei eindimensionalem Material zumindest kurzfristig ihre Aufmerksamkeit fokussieren können. Sobald so eine Einengung des kognitiven Verarbeitungsfensters erreicht wird und damit eine mentale „Beruhigung" gelingt, zeigen diese Patient:innen dann doch Erschöpfungszeichen und schlafen in der Therapie rasch ein. Ein Training der Aufmerksamkeitsfokussierung kann ihre Verarbeitungskapazität verbessern, so dass die Patienten im Verlauf durch Umweltreize weniger überfordert werden. Gut geeignet sind hierfür einfache PC-gestützte Alertness-Trainings, Linien-Nachfahr-Bilder oder an das jeweilige kognitive Niveau angepasste Sortier-Aufgaben (Arbeitskreis Frührehabilitation, 2009).

Unabhängig von der zentralnervös bedingten Unruhe können auch Schmerzen ursächlich für gestörten Schlaf und erhöhtes Arousal sein – falls Schmerzen ein plausibler Grund sind, lässt sich durch gezielte Schmerzmedikation beim Patienten oft eine Verbesserung von Verhalten und Schlaf erreichen, ohne dass kognitive Nebenwirkungen von Psychopharmaka die Therapiefähigkeit einschränken (Husebo et al., 2011).

Manche Patient:innen zeigen repetitives Verhalten wie Schaukeln, Reiben oder Wischen. Ähnlich wie Nesteln oder Rufen kann dies als Autostimulation infolge von Reizdeprivation und Hospitalismus gewertet werden, bisweilen kommt es zu akzidentellem Ziehen von Zugängen oder Kathedern. Einzelne Betroffene reagieren auch mit Selbstverletzungen durch Nagen, Kratzen oder Beißen. Eventuell lassen sich die Bewegungsautomatismen durch ein anregendes Umfeld (Warteraum, zum Gang hin offene Tür, Ansprache, häufige Kontakte) reduzieren (Krakauer et al., 2012). Bei selbstschädigendem Verhalten wird eine Löschung durch Verhinderung der Bewegungsmuster in Kombination mit Verstärkung von Alternativhandlungen empfohlen, dies lässt sich aber meist nur mit Hilfe der Angehörigen im Rooming-In erfolgreich umsetzen. Speziell Lautäußerungen und Rufen sind oft Anzeichen für Einsamkeit und Angst und werden durch die Reaktionen des Personals darauf (leider meist erst ab einer gewissen Lautstärke des Schreiens) intermittierend verstärkt. Auch hier wäre verhaltenstherapeutisch das Sicherstellen von regelmäßigem Kontakt und Ansprache auch ohne Störverhalten zielführend: falls beim Betroffenen Verständnis dafür gegeben ist, kann ein Stundenplan samt Uhr helfen, um auf Wartezeiten hinzuweisen und auf spätere Kontakte/Termine vertrösten zu können. Solche Patient:innen sollten besondere Aufmerksamkeit und Zuwendung bekommen, wenn kein Rufen oder Schreien diese ausgelöst hat (Wilson et al., 2003). Hier kann ein Rooming-In zielführend sein, wenn die Situation für den Angehörigen zumutbar ist (Müller, 2016).

6.7.2 Therapie von Verhaltensproblemen

Aggressivität

Der weitaus größte Teil der schwer Hirngeschädigten verhält sich verlangsamt, antriebsreduziert, affektflach und sozial umgänglich. Trotzdem kann es in der NNFR gelegentlich zu Aggressionen gegen Therapeut:innen und häufiger gegen Pflegepersonal kommen. Das Spektrum reicht von Beschimpfungen über Bespucken oder Kratzen bis hin zu Tritten und Schlägen. Extrem selten sind ungerichtete Ausbrüche im Rahmen eines epileptischen Geschehens, etwas häufiger Aggressionen als wahnhafte Reaktionen auf Halluzinationen und Verkennungen während eines hyperaktiven Delirs. In solchen Fällen sollte kausal therapiert werden, damit sich die Aggressions-Symptome reduzieren. Handelt es sich aber um gezielte Aggression mit Schädigungsabsicht, so ist zu klären, ob der Angriff gegen einzelne Personen gerichtet ist – diese sollten dann keinen Kontakt mehr mit dem Patienten haben *(Stimuluskontrolle)*. Kommt es bei unterschiedlichen Behandelnden zu Aggressivität, sollte eine genaue Verhaltensanalyse durchgeführt werden. Sehr oft ist die Aggression Folge einer ungünstigen Eskalationsspirale, in der das Klinikpersonal die Möglichkeiten zur Deeskalation nicht nutzt (Müller, 2017). Patient:innen reagieren schließlich aus Angst, Bedrängung, Verzweiflung, Wut oder subjektiver Notwehr mit einem Angriff. Dieser ließe sich oft durch Verändern des Umgangs mit den Betroffenen oder – wenn möglich – auch Verlassen der Situation abwenden. Gerade schwer amnestische Patient:innen sind nach einem ruhigen Intervall ohne „Reizung" häufig beim zweiten Versuch wieder umgänglicher. Desorientiertheit, Aphasie und Situationsverkennung können für den hirnverletzten Menschen einer existentiellen Krise gleichen, die ihn emotional destabilisiert. Dominanz, Druck, Zwang und Stress wirken in dieser Situation eskalierend. Stattdessen sind ein gelassener Umgangston, gewaltfreie Kommunikation, klare Körpersprache, nonverbale Hilfestellungen zum besseren Situationsverständnis und eine patientenzentrierte

Bei Aggression muss eine Verhaltensanalyse des Problemverhaltens erfolgen

Einstellung hilfreich (Giles et al., 2013). Grundlegend für ein Sicherheitsgefühl und eine höhere Frustrationstoleranz der Patient:innen sind auch Autonomieerleben und Kontrollempfinden, z. B. durch bewältigbare Anforderungen und Entscheidungsspielräume in den Therapien und dem pflegerischen Alltag.

Bei *sexueller Enthemmung* ist Umweltkontrolle wegen der meist fehlenden Einsicht bzw. intrinsischen Motivation zielführend. Neben der Vermeidung von Triggern werden möglichst nicht als Sexualpartner eingestufte Pflegepersonen und Behandlungsteam empfohlen. Bei ausreichend stabiler Gedächtnisleistung können je nach Patient:innenpersönlichkeit auch *Token-Systeme* und *Response-Cost*-Pläne erfolgreich das sexuell übergriffige Verhalten reduzieren (Willis und LaVigna, 2003). In jedem Fall sollten vom Team vorgegebene Verhaltensregeln für den sozialen Kontakt etabliert und der übergriffigen Person verständlich vermittelt werden, auf die wiederholt in der jeweiligen sexuell-enthemmten Situation verwiesen wird. Diese können – falls kognitiv nutzbar – auch schriftlich hinterlegt werden und sollten eindeutig und klar formuliert werden („nicht küssen", „das macht/will hier keiner", „Grapschen verboten!"). Wichtig ist die Psychoedukation des multiprofessionellen Teams, um ihnen die hirnorganische Nicht-Kontrollierbarkeit des sexuellen Verhaltens zu vermitteln und dadurch zu verhindern, dass die sexuellen Entäußerungen zu offener Ablehnung der Patient:innen führen und diese Person nur noch auf die Enthemmung reduziert wird. In Extremfällen können bei starkem sexuellen Drang distanzierende Medikamente unvermeidbar und sogar schonender sein als eine ständige Konfrontation bei Konditionierungs-Programmen oder wochenlangen Korrekturversuchen.

Verweigerung

Im Vergleich zu hirnorganischem Antriebsmangel und geringer Kooperation wegen fehlendem Handlungs-Impetus ist eine „echte" Verweigerung der Mitarbeit in der NNFR eher selten. Größtenteils geschieht diese Ablehnung aus Überforderung oder aus Angst und drückt weniger ein Nicht-Wollen aus. Viel zu oft ist das Therapeutentempo zu schnell, die Anforderungen zu hoch oder die geforderte Aufgabe ist dem Kranken unklar. Menschen sind generell zur Mitarbeit bereit, wenn sie die Aufgaben bewältigen können. Unsicherheit und Angst vor Blamage lösen dagegen Vermeidungstendenzen aus (Rheinberg, 1989). Speziell bei fehlender Störungseinsicht stellen die Therapien für die Patient:innen keine Hilfestellung oder Hoffnung auf Wiedererlangen ihrer bisherigen Leistungsfähigkeit dar. Ohne Erkennen ihrer Erkrankung werden sie keinen Sinn in den oft anstrengenden Übungen sehen und entsprechend wenig Motivation dafür aufbringen. Schlimmstenfalls bedeutet die Therapie eine Konfrontation mit Behinderung oder kognitiven Problemen. Bei fehlender Einsichtsfähigkeit oder dem Unvermögen, diese Defizite zu verstehen,

Bei Verweigerung helfen Anreize zur Motivationsförderung

wird das Trainingssetting dann verunsichern oder verärgern. Insofern zeigt die Verweigerungshaltung von Patient:innen gegenüber konfrontierenden Therapien ihr Bedürfnis, das Selbstbild und damit ihre Stimmung zu stabilisieren. Daher sollten negative Reaktionen der NNFR-Patient:innen auf bestimmte Übungen zu einer Anpassung der Anforderungen durch das Behandlungsteam führen. Bei schwer aphasischen Patient:innen lässt sich beispielsweise oft eine Zunahme der Mitarbeitsverweigerung in Logopädie oder Neuropsychologie beobachten, während in Physio- und Ergotherapie willig mitgearbeitet wird. Um den therapeutischen Kontakt nicht zu verlieren, soll dann zunächst auf konfrontative Therapieinhalte verzichtet werden und ressourcenorientiert gearbeitet werden (Prigatano, 2005). Selbst ohne explizite Erinnerung an die vorangehenden Sitzungen können sich sonst stabile Vermeidungstendenzen ausbilden, unabhängig vom Grad an Störungseinsicht.

Neben gezielter Verweigerung gibt es aber auch Patient:innen, die insgesamt schwer zu aktivieren und wenig leistungsorientiert sind. Auch bei ihnen ist Mitarbeit nur über Beziehungsaufbau zu erreichen. Bisweilen ist hier ein externer Anreiz nötig, damit Patient:innen sich auf eine Therapie einlassen (Belohnungs-Systeme wie Punkte-Sammeln für z. B. etwas zu essen; Angehörige hinterlegen Geld, für jede Sitzung wird davon etwas in die Spardose gegeben). Bei Anosognosie ist die Fähigkeit zur Einsicht in die eigene Erkrankung hirnorganisch begrenzt. Daher besteht die Aufgabe der Neuropsychologie nicht nur darin, die Klient:innen da abzuholen, wo sie stehen, sondern vielmehr darin, sie zu etwas einzuladen, von dem sie gar nicht wissen, dass sie es brauchen.

6.7.3 Veränderte Emotionalität

Konfabulationen

Patient:innen im FIS (speziell bei PTA) und im Delir können phasenweise wahnhafte Störungen mit intensiven Gefühlen und bisweilen bizarren oder auch angstauslösenden Vorstellungen entwickeln. Diese Zustände sind meist fluktuierend und inhaltlich variabel, so dass ihr Abklingen abgewartet werden sollte. Vorübergehendes Beruhigen und Ablenkung sind oft als Intervention ausreichend (Realitätsbezug auf Hier-und-Jetzt, Beschäftigung mit konkreten ADL-Aufgaben, basale kognitive Anforderungen; Mart et al., 2021). Bei diffusen Hirnschädigungen kann es aber auch zu länger bestehenden situativen Verkennungen und Konfabulationen kommen. Sofern diese weder ein Hindernis für die Therapie noch eine emotionale Belastung für die Person darstellen, kann validierend oder sanft anzweifelnd reagiert werden („das kann ich mir nicht vorstellen“, „Vielleicht bringen Sie da etwas durcheinander?“). Werden die Betroffenen durch die Konfabulationen dagegen misstrauisch, ängstlich oder besorgt, sollte eine überzeugende Realitätstestung und

Korrektur der fixen Idee versucht werden. Dabei ist primär ein positives Beziehungsangebot zu machen und der Stress beim Betroffenen abzubauen – notfalls mit zu seiner Vorstellung passenden Argumenten (*Validierung;* de Klerk-Rubin, 2014). Angehörige können dabei helfen, eine vertrauensvolle Beziehung mit den Patient:innen zu etablieren und geeignete, für sie plausible Erklärungen zu finden.

Ängste

FIS-Patient:innen entwickeln oft konkrete Ängste (vor Stürzen, vor Schmerzen), die sich manchmal bis ins Phobische steigern können (Nadel- oder Pflasterphobie, Angst vor erneutem Schlaganfall). Es können auch prämorbide Phobien durch die aktuelle Situation verschlimmert werden – wenn z. B. einer vorbestehenden Agoraphobie durch das nun tägliche Fahrstuhlfahren im Rollstuhl nicht mehr ausgewichen werden kann. Das Gefühl von Kontrollverlust durch neurologische Ausfälle begünstigt die Ausbildung einer spezifischen Phobie. Da bewährte verhaltenstherapeutische Maßnahmen wie *Flooding* in der NNFR noch nicht zumutbar und bei reduzierter kognitiver Leistungsfähigkeit nicht effizient anzuwenden sind, wird es vorerst um die kurzfristige Angstreduktion und Vermeidung von Auslösern gehen. Es können Sicherungssysteme mit den Patient:innen erarbeitet, Entspannungsverfahren eingeübt und Ablenkungsstrategien angewandt werden. Teilweise sind auch Diskriminations-Trainings und moderate Expositionsübungen möglich, um die Angstreaktion zumindest abzuschwächen. In seltenen Fällen kann bei ausreichender Compliance des Betroffenen und stabiler kognitiver Leistung eine *Reizkonfrontationsbehandlung* nötig sein, um phobische Ängste abzubauen (Wilson et al., 2003).

Delir

Vermeiden ist beim Delir die beste Behandlung, und es gibt eine Vielzahl an nicht-pharmakologischen Interventionen, mit denen der Entstehung eines Delirs entgegengewirkt werden kann (Mart et al., 2021). Auch zur Prävention eines Outcome-verschlechternden *Post-Intensive-Care Syndromes* (PICS) mit seinen sensomotorischen, kognitiven und emotionalen Langzeitfolgen waren folgende Faktoren effektiv:

- *Umweltgestaltung:* Tag-Nacht-Rhythmus durch Helligkeit und Geräuschabschirmung, Lampen mit Tageslichtspektrum, Lärmreduktion, Alarme nur im Stationszimmer, medizinische Apparate außerhalb des Patientenblickfelds
- *Wahrnehmungsverbesserung:* Seh- und Hörhilfen, kontrastreiche Umgebung, propriozeptions-fördernde Lagerung
- *Reduzieren von Schmerz und Stress:* Entfernen nicht-nötiger Zugänge, Atemtherapie, häufiges Umlagern, Aromatherapie, Atmosphäre auf Station, re-

spektvoller Umgangston, Bezugstherapeut:innen, feste Zeiten für Eingriffe und Ruhephasen, Schmerzmessung
- *Mobilisation je nach Belastbarkeit:* Herzbettlagerung, Pilotensitz, Kipptisch, Pflege-(Roll)stuhl, Stehtisch ...
- *Kognitive Aktivierung:* Orientierungshilfen, Kommunikationsmöglichkeit, ADL-Beteiligung, Angehörigenkontakt, angemessene Stimulation, Beschäftigung, Eigenübung, Entscheidungsmöglichkeiten

Einen hohen Stellenwert bei Delir-Prophylaxe und -Management hat die Reduktion von Schmerzen und anderen Stressoren – dies fällt auch in den Bereich neuropsychologischer Interventionen. Zur Auswahl der empfohlenen therapeutischen Mittel ist das fachspezifische Wissen der Neuropsychologie hilfreich, um eine an das jeweilige kognitive und Wahrnehmungs-Niveau der Patient:innen angepasste Maßnahme zu wählen. So wird zur Schmerzangabe klassisch eine numerische oder visuelle Analogskala genutzt – oft wird diese horizontal als Papp-Balken zum Anzeigen der Schmerzstärke von 0 bis 10 angeboten. Mit dem Wissen um Wahrnehmungsverzerrungen wie bei Neglect und anderen räumlichen Störungen wird dringend dazu geraten, eine Thermometer-Skala in der Vertikalen zu verwenden (ERBSE: Lück, 2016). Es sollte jeden Tag mittels Skala nach der momentanen Befindlichkeit gefragt und diese numerisch dokumentiert werden. Eine Entscheidung über Anpassung der Schmerz- oder Schlafmedikation aufgrund einer Patientenaussage zu „War es diese Nacht besser als gestern?" erfordert eine Erinnerungsleistung und den Vergleich bezüglich der letzten Tage – bei den in der NNFR meist noch vergesslichen bis schwer amnestischen Patienten ist diese Vergleichsfähigkeit aber nicht gegeben. Sofern die Betroffenen mit der Schmerzskala numerisch oder analog umgehen können, lässt sich deren jeweilige Selbsteinschätzung des Schmerzerlebens in der Patientenkurve sehr wohl zu den vorherigen Messungen der letzten Tage in Beziehung setzen. Im klinischen Einsatz erweist sich die Thermometerskala auch bei kognitiv schwer beeinträchtigten Patienten als ausreichend valides Messinstrument für Schmerz, Angst, Depressivität und andere Beschwerden (Arbeitskreis Frührehabilitation, 2009).

Affekt

Hirngeschädigte in der NNFR zeigen gelegentlich unangemessene Affektzeichen. Dies kann von starker Affektnivellierung bis zu großer Affektlabilität mit fehlender emotionaler Regulation reichen. Speziell nach rechtshemisphärischen Läsionen können Emotionsausdruck und -wahrnehmung beeinträchtigt sein. Beides beeinflusst die Beziehung zum Behandlungsteam. Vor allem bei apathischen Patient:innen ließen sich langfristig auch verminderte emotionale Signale von Seiten der Therapeut:innen finden (van Reekum et al., 2005). Dadurch werden diese bereits affektflachen Personen auch weniger

Affekt kann nach Hirnschädigung reduziert oder gesteigert sein

mimisch und paraverbal stimuliert und reduzieren als Folge ihre emotionalen Signale weiter. Ebenso wurde auf Selbstaussagen weniger stark reagiert, wenn diese nicht von passender Mimik begleitet waren.

Demgegenüber werden Patient:innen, die affektiv sehr stark reagieren, vom Umfeld zunehmend kühl und emotionslos behandelt, um keine „Ausbrüche" zu provozieren. In solchen Fällen helfen Programme, in denen Patient:innen ihre Emotionen verbalisieren und entsprechende mimische und nonverbale Zeichen und deren Angemessenheit reflektieren sollen. Auch hier hat sich der Einsatz von numerischen oder Analogskalen bewährt, mit denen die Patient:innen ihre Emotionsstärke angeben können. Das Behandlungsteam kann dann passend auf die geäußerte Stimmung reagieren (Kratz & Wallesch, 2001). Schwierig ist eine entsprechende Wahrnehmungs-Förderung oder Beschreibung des eigenen Empfindens für Patient:innen mit sprachlichen Einschränkungen oder ausgeprägten kognitiven Defiziten. Zumindest im Fall von Affektnivellierung sollten Behandler sich bewusst machen, dass fehlende Mimik nicht auch fehlende Schwingungsfähigkeit der Betroffenen bedeutet, und entsprechend weiterhin freundliche und motivierende soziale Signale senden. Da knapp die Hälfte der affektflachen Schlaganfallpatient:innen in einer Studie von Robinson et al. (2009) nach den Kriterien auch als depressiv einzustufen waren, ist eine positive Mimik im Kontakt umso wichtiger.

Pathologisches Weinen/Lachen

Pathologisches Weinen oder Lachen wird häufig missverstanden

Im Gegensatz zur Affektlabilität, bei der Patient:innen die gezeigten Emotionen auch empfinden, geben Betroffene mit pathologischen Enthemmungszeichen an, dass die durch jegliches Arousal getriggerte Emotionsmimik nicht mit ihrem aktuellen Befinden übereinstimmt. Speziell nach Hirnstamm- und Hypothalamus-Thalamus-Verletzungen können Anstrengung, Erregung aber auch Ermüdung solche mimischen Schemata auslösen (Kratz & Wallesch, 2001). Somit haben die Patient:innen beim Weinen oder Lachen keine korrespondierenden Gefühle oder Gedanken. Vielmehr werden die mimischen Äußerungen von ihnen oft eher als peinlich erlebt. Das pathologische Muster wirkt auf die Behandelnden ebenfalls belastend, speziell auf Gelächter reagiert das Umfeld rascher mit Aggressionen als auf pathologisches Weinen. Da die Patient:innen diese mimischen Muster willentlich kaum kontrollieren können, zielt die Therapie auf Psychoedukation und Reduktion des Arousals ab (Entspannungstechniken). In der NNFR sollte das therapeutische Umfeld das Erregungsniveau der Patient:innen nicht durch Versuche zu trösten oder Mitlachen noch steigern, sondern die pathologischen Muster durch Ignorieren eher verhaltenstherapeutisch löschen, wenn der Patient auf Nachfrage keine entsprechenden Stimmungslagen angibt.

7 Ethik

Bewusstseinsstörungen sind ein Kernsymptom der NNFR. Ob es sich nun um quantitative Defizite bei Wachkoma-Patient:innen oder um qualitative Einschränkungen mit Realitätsverkennungen und fehlender Urteilsfähigkeit handelt - der Betroffene kann nicht selbst über seine Behandlung entscheiden. Bei schweren kognitiven oder sprachlichen Einschränkungen wird er durch gesetzliche Betreuungspersonen oder Angehörige vertreten, die eigene Werte und Vorstellungen in die Besprechungen mit dem Behandlungsteam einbringen. Selbst wenn diese nach bestem Wissen und Gewissen im Sinne des Betroffenen entscheiden wollen, unterliegen sie doch vielen teils unbewussten kognitiven Dissonanzen, die ihre Entscheidungen mit beeinflussen.

Stets findet die Behandlungsplanung und Intervention (wie Medikation, Therapie, Nachsorge-Entscheidung) in der NNFR bei schwer Bewusstseinsgestörten ohne Zustimmung der Behandelten statt. Speziell bei Verhaltensauffälligkeiten und qualitativen Bewusstseinsstörungen werden durchaus auch Zwangsmaßnahmen umgesetzt, die klar gegen den Willen der Patient:innen stattfinden, da diese die Intention dahinter (Schutz vor Eigen- oder Fremdgefährdung) insbesondere bei Anosognosie nicht erkennen können.

Während diese ethischen Probleme bei jeder medizinisch-therapeutischen Behandlung von „nicht-zurechnungsfähigen" Schutzbefohlenen auftreten, stellt der Bereich der Wachkoma-Diskussion einen eigenen Grenzbereich dar. Immer wieder kommt die Frage nach der Lebensqualität von Menschen mit schwersten Bewusstseinsstörungen auf - häufig gekoppelt an die Diskussionen von Ethik-Kommissionen über die Rechtmäßigkeit lebenslimitierender Maßnahmen. Dabei wird oft angenommen, dass ein schwerstbehindertes Leben für die Betroffenen nicht lebenswert sei - weiter noch, dass ein Zustand ohne klares Bewusstsein ein Weiterleben nicht rechtfertigen könne. Dass diese Annahme auf den Großteil aussagefähiger mehrfachbehinderter Menschen nicht zutrifft, wurde in vielen Erhebungen gezeigt (Olsson-Ozanne et al., 2011; Lulé et al., 2011). Selbst Menschen mit kompletter Tetraplegie, massiv eingeschränkter Kommunikationsfähigkeit und progressivem Krankheitsverlauf hatten keinen gegenüber andersartig chronisch Kranken erhöhten Sterbewunsch. In Anbetracht der hohen Raten an Fehldiagnosen für den Zustand „Wachkoma" und den eindeutigen Befunden über Schmerz-Erleben auch im UWS (Demertzi et al., 2013) verbietet sich jeder Versuch einer Entscheidung über Therapielimitierungen mit Verweis auf den mutmaßlichen Patientenwillen. Fehlt eine entsprechende schriftliche Aussage des Betroffenen, ist primär von einem Behandlungsauftrag auszugehen. Lebensqualität ist ein höchst subjektives Empfinden und nicht ohne weiteres durch Außenstehende zu beurteilen.

Eine frührehabilitative Station benötigt in jedem Fall eine Ethik-Kommission

8 Fallbeispiel

Kein anderer Bereich der neurologischen Akutversorgung und Rehabilitation umfasst eine dermaßen große Bandbreite an Störungen von Bewusstseinslagen, sensomotorischen Ausfällen, kognitiven Defiziten, komplexen Syndrombildern und Krankheitsverläufen wie die NNFR. Es gibt Patient:innen, die nach wenigen Wochen in die Phase C wechseln, und andere, die nach fast einem Jahr aus der Phase B in eine Pflegesituation entlassen werden. Es ist daher nicht möglich, einen exemplarischen Fall zu schildern, der einen typischen Frührehabilitations-Verlauf abbilden könnte. Stattdessen wird ein Beispiel für einen mittelschweren Genesungsverlauf folgen, bei dem die therapeutischen Interventionen durch medizinische Eingriffe und Komplikationen unterbrochen und verzögert werden. Es soll hier weniger auf neuropsychologische Testergebnisse eingegangen werden, sondern das subjektive Erleben der Patientin dargestellt werden. Die Tabelle 11 zeigt neben den zeitlichen Abständen und medizinischen Behandlungen entsprechend die Bewusstseinsphasen und kognitive Entwicklung der Betroffenen. Die Daten entsprechen einem realen Fall, sind zur Anonymisierung aber um einen festen Zeitfaktor verändert worden, um keine Rückschlüsse auf Jahr oder Klinikaufenthalt zu ermöglichen.

- Frau X.Y., geboren 11.11.1965, verheiratet, 2 erwachsene Kinder
- Mittlere Reife, angestellt im Geschäft ihres Mannes als Bürokraft
- Hobbies: Reiten, Malen, Kirchenchor

Tabelle 11: Zeitverlauf einer neurologisch-neurochirurgischen Frührehabilitation an einem Patientinnen-Beispiel

zeitlicher Verlauf	medizinische Behandlung	kognitiv-emotionaler Status
31.06.2021	intracerebrale Blutung in die rechte Großhirnhemisphäre mit Einbruch in das 3. Ventrikel	GCS bei Aufnahme = 5
02.07.2021	osteoklastische Hemikraniektomie rechts mit externer Shunt-Anlage, Intensivstation	analgosediert und beatmet
05.07.2021	Anlage dilatatives Tracheostoma (TS) und Magensonde (PEG), Spontanatmung wird gesteigert, Aufsetzen in Mobilizer-Stuhl mit 2 Therapeut:innen	phasenweise wach, Körper hypoton, Kopfwendung nach rechts, kein Blickkontakt aber zeitweise Mimik und schwache Gestik (Nicken, Deuten) bei Ansprache oder Objektpräsentation
27.07.2021	Weaning abgeschlossen, Verlegung auf Frührehabilitation mit	motorisch unruhig, nestelt mit rechts, noch unverständliche Äußerungen,

Tabelle 11: Fortsetzung

zeitlicher Verlauf	medizinische Behandlung	kognitiv-emotionaler Status
	stundenweise entblockter TK mit Sprechaufsatz, Schluckstörung, Blasendauerkatheder und PEG, Hemiplegie links	Blickkontakt nur nach rechts, Therapie ausschließlich im Bett, da Knochenlücke rechts und noch kein Helm vorhanden, Ziel Mitarbeit von 2–3 Minuten
30.07.2021	Lieferung angepasster Schutzhelm, da ohne Knochendeckel sonst Verletzungsrisiko bei Mobilisation zu hoch	Diagnostik: multimodaler Neglect nach links nicht überwindbar, desorientiert, Behaltensleistung stark eingeschränkt, Sprechen bei Entblockung verständlicher, Personen werden verkannt, Affekt flach, Anosognosie
13.08.2021	Dekanülierung; Luftröhrenschnitt heilt trotz nicht-chirurgischem TS nicht ganz zu; Fixierung über Sitzgurt im Rollstuhl nach mehrmaligen Aufsteh-Versuchen	wenig Dynamik bei Neglect, Orientierung zu Person und Jahr, Aufmerksamkeit nur wenige Minuten fokussiert, Stimmung wechselt zwischen indifferent und weinerlich (will aus dem Bett bzw. Rollstuhl aufstehen)
23.08.2021	Wechsel auf Aktivrollstuhl mit Bauchgurt-Fixierung, Ernährung weiter über PEG bei zwar leichter Schluckstörung, aber schlechter Boluskontrolle beim Essen (hastig-unkonzentriert, reduzierte Wahrnehmung für Essensreste in linker Wange, Aspirationsgefahr)	Therapieziel vorerst bessere Aufmerksamkeits- und Impulskontrolle, motorische Defizite werden jetzt wahrgenommen, aber noch nicht frei erinnert, besondere Ereignisse wie Besuche werden vage erinnert, motorisch ruhiger
17.09.2021	Verlegung zur Neurochirurgie zwecks Knochendeckel-Reimplantation	Aufmerksamkeitsfokussierung für 5 Minuten bei ausreichend stimulierendem Material gegeben, erhöht ablenkbar, Neglect und Gedächtnis weiterhin deutlich beeinträchtigt, Lesen gelingt
28.09.2021	Rückverlegung auf Frührehabilitation; am TS weiterhin kleine Öffnung; plegischer linker Arm bei minimaler Funktion linkes Bein, pusht im Stehen, so dass Transfer nur tief möglich; weiter Bauchgurt nötig	Orientierung und Neglect nach OP leicht verschlechtert, Aufmerksamkeit wieder unter 5 Minuten, Ablenkbarkeit intern und extern, erhöhter Rededrang, konfabuliert und will auf die Arbeit fahren, Stimmung angespannt-besorgt
04.10.2021	Entfernung PEG in der Klinik	leichte Besserung bei Neglect und Aufmerksamkeit, PC-Training wird wiedererkannt, grobe Idee von Schlaganfall und Therapie, Stimmung und motorisch ruhiger

Tabelle 11: Fortsetzung

zeitlicher Verlauf	medizinische Behandlung	kognitiv-emotionaler Status
10.10.2021	TS-Verschluss verschoben wegen Harnwegsinfekt	durch Infekt wieder vermehrt unruhige und verwirrte Phasen, Therapie nur kurzzeitig möglich, da starker Rededrang und sprunghaft-assoziativ in ihren Themen, Neglect unverändert
21.10.2021	Entfernung Blasendauerkatheter; weiter Bauchgurt bei vorschnell-impulsivem Verhalten, speziell bei Harndrang oder Schmerzen (Rücken, Arm)	Orientierung vage zu Situation und Ort, Neglect nach links leicht rückläufig, Aufmerksamkeitsfokus gebessert, Konversation geordneter, insgesamt ruhiger bei Beschäftigung, aber benötigt viel externe Strukturierung
27.10.2021	Verlegung zum ambulant-chirurgischen TS-Verschluss	
18.11.2021	keine Bauchgurt-Fixierung mehr, nachdem Impulskontrolle gebessert, Fortschritte in Schlucktherapie, so dass festere Kostform möglich, Transfer über Stand mit viel Unterstützung	Beginn Gedächtnisbuch, da jetzt ausreichend Aufmerksamkeitsfokus und Realitätsbezug gegeben, Neglect kann in der Therapie ausreichend kompensiert werden, Aufgaben können selbständig ausgeführt werden, Lernleistung aber sehr schwach: relevante Ereignisse werden von Familie aufgezeichnet und auf ihr Handy geschickt
26.11.2021	Entlassung aus Phase B Wechsel auf Phase C Station einer anderen Klinik weiterhin Hemiparese linkes Bein (Stehen mit Festhalten möglich), Hemiplegie linker Arm (beginnende Fingerfunktion), Schmerzen linke Schulter	Aufmerksamkeit von 20 Minuten, Neglect nach links gebessert (Exploration einer Vorlage bis auf wenige Auslassungen am linken Rand), Gedächtnis mit externen Hilfen kompensiert, Störungsbewusstsein gegeben, emotional aber eher indifferent, Affekt und Intonation weiter flach, Impulsivität kaum noch vorhanden, Antrieb jetzt eher flacher
21.12.2021	Entlassung Phase C nach Hause, Patientin möchte keine Reha mehr machen und drängt für Weihnachten nach Hause, Versorgung mit Pflegekraft und Hilfe durch Ehemann (Homeoffice)	PC-Training (Aufmerksamkeit, Neglect, Exekutive) wird unter Anleitung durch Ehemann fortgeführt, ambulante Neuropsychologie sowie Anbindung an therapeutische Tagesstätte im neuen Jahr geplant

9 Literatur

Abbasi, M., Mohammadi, E. & Sheaykh Rezayi, A. (2009). Effect of a regular family visiting program as an affective, auditory, and tactile stimulation on the consciousness level of comatose patients with a head injury. *Japanese Journal of Nursing Science, 6*, 21–26. https://doi.org/10.1111/j.1742-7924.2009.00117.x

Al-Jaadi, S., Al-Kindi, Y. & Al-Saadi, T. (2020). Safety of Metoclopramide in traumatic brain injury (TBI) patients. *Indian Journal of Neurotrauma, 19*(2), 122–126.

Anghinah, R., Oliveira de Amorim, R. & Silva Paiva, W. (2018). Traumatic brain injury pharmacological treatment: recommendations. *Arquivos Neuro-Psiquiatria, 76*(2), 100–103. https://doi.org/10.1590/0004-282x20170196

Arbeitskreis Frührehabilitation. (2009). *Anwendungsempfehlungen des Arbeitskreises Frührehabilitation der GNP zu den „Leitlinien der Gesellschaft für Neuropsychologie GNP für neuropsychologische Diagnostik und Therapie" für den Bereich Frührehabilitation*. Verfügbar unter: www.gnp.de/arbeitskreise-und-regionalgruppen/ak-fruehrehabilitation

Arbeitskreis Frührehabilitation. (2020). *Standardisiertes Frühreha-Assessment (SFRA)*. Verfügbar unter: www.gnp.de/arbeitskreise-und-regionalgruppen/ak-fruehrehabilitation

AVERT Trial Collaboration group. (2015). Efficacy and safety of very early mobilisation within 24 h of stroke onset (AVERT): A randomised controlled trial. *Lancet, 386*(9988), 46–55. https://doi.org/10.1016/S0140-6736(15)60690-0

Ballesteros, J., Guemes, I., Ibarra, N. & Quemada, J. I. (2008). The effectiveness of donepezil for cognitive rehabilitation after traumatic brain injury: A systematic review. *The Journal of Head Trauma Rehabilitation, 23*(3), 171–180. https://doi.org/10.1097/01.HTR.0000319935.99837.96

Baños, J. H., Novack, T. A., Brunner, R., Renfroe, S., Lin, H. Y. & Meythaler, J. (2010). Impact of early administration of sertraline on cognitive and behavioral recovery in the first year after moderate to severe traumatic brain injury. *Journal of Head Trauma Rehabilitation, 25*(5), 357–361. https://doi.org/10.1097/HTR.0b013e3181d6c715

BAR Bundesarbeitsgemeinschaft medizinisch-beruflicher Rehabilitationszentren. (1995). *Empfehlungen zur Neurologischen Rehabilitation von Patienten mit schweren und schwersten Hirnschädigungen in den Phasen B und C*. ohne Ort: BAR.

Barreca, S., Velikonja, D., Brown, L., Williams, L., Davis, L. & Sigouin, C. S. (2003). Evaluation of the effectiveness of two clinical training procedures to elicit yes/no responses from patients with severe acquired brain injury: A randomized single subject design. *Brain Injury, 17*, 1065–1075. https://doi.org/10.1080/0269905031000110535

Bauby, J. D. (1998). *Schmetterling und Taucherglocke*. München: dtv.

Bender, A. (2016). Schwere Bewusstseinsstörungen in der neurologisch-neurochirurgischen Frührehabilitation. *Neurologische Rehabilitation, 22*(3), 192–208. https://doi.org/10.14624/NR150816.003

Benkert, O. & Hippius, H. (Hrsg.). (2021). *Kompendium der Psychiatrischen Pharmakotherapie*. Berlin: Springer. https://doi.org/10.1007/978-3-662-61753-3

Block, H., George, S., Milanese, F., Dizon, J., Bowen-Salter, H. & Jenkinson, F. (2021). Evidence for the management of challenging behaviours in patients with acute traumatic brain injury or post-traumatic amnesia: An Umbrella Review. *Brain Impairment, 22*(1), 11–19.

Bogousslavsky, J. (2003). William Feinberg lecture 2002: Emotions, mood, and behavior after stroke. *Stroke, 34*(4), 1046–1050. https://doi.org/10.1161/01.STR.0000061887.33505.B9

Bogousslavsky, J. (Hrsg.). (2017). *Neurologic-psychiatric syndromes in focus. Part II. Frontiers of neurology and neuroscience*. Freiburg: Karger.

Boltzmann, M., Schmidt, S.B., Reck, C. & Rollnik, J.D. (2017). Dosis-Wirkungs-Beziehungen in der neurologisch-neurochirurgischen Frührehabilitation. *Neurologische Rehabilitation, 23*(1), 77–88.

Borghol, A., Aucoin, M., Onor, I., Jamero, D. & Hawawini, F. (2018). Modafinil for the improvement of patient outcomes following traumatic brain injury. *Innovations in Clinical Neuroscience, 15*(3–4), 17.

Böttger, S. (2008). Neurologische Frührehabilitation von Funktion und Emotion mit Hilfe der Tiergestützten Therapie. *Ergotherapie & Rehabilitation, 47*(10), 17–20.

Bower, R.S., Sunnarborg, R., Rabinstein, A.A. & Wijdicks, E.F. (2010). Paroxysmal sympathetic hyperactivity after traumatic brain injury. *Neurocritical Care, 13*(2), 233–234. https://doi.org/10.1007/s12028-010-9381-y

Brain, R. (1929). On the significance of the flexor posture of the upper limb in Hemiplegia. *Brain, 50*(1), 1–113.

Cohen, S.P., Christo, P.J. & Moroz, L. (2004). Pain management in trauma patients. *American journal of physical medicine & rehabilitation, 83*(2), 142–161. https://doi.org/10.1097/01.PHM.0000107499.24698.CA

Cookson, J. (1993). Side-effects of antidepressants. *The British Journal of Psychiatry, 163*(S20), 20–24. https://doi.org/10.1192/S0007125000292325

Dauch, W.A. (2000). Frührehabilitation nach akuten zerebralen Läsionen. *Der Nervenarzt, 71,* 259–264. https://doi.org/10.1007/s001150050555

de Guise, E., Leblanc, J., Feyz, M., Thomas, H. & Gosselin, N. (2005). Effect of an integrated reality orientation program in acute core on post-traumatic amnesia in patients with traumatic brain injury. *Brain injury, 19*(4), 263–269. https://doi.org/10.1080/02699050400004971

de Klerk-Rubin, V. (2014). *Mit dementen Menschen richtig umgehen: Validation für Angehörige.* München: Reinhardt.

Demertzi, A., Racine, E., Bruno, M.-A., Ledoux, D., Gosseries, O., Vanhaudenhuyse, A. et al. (2013). Pain perception in disorders of consciousness: neuroscience, clinical care, and ethics in dialogue. *Neuroethics, 6,* 37–50. https://doi.org/10.1007/s12152-011-9149-x

Dettmers, C., Braun, N., Büsching, I., Hassa, T., Debener, S. & Liepert J. (2016). Neurofeedback-gestütztes Bewegungsvorstellungstraining zur Rehabilitation nach einem Schlaganfall. *Der Nervenarzt, 87,* 1074–1081. https://doi.org/10.1007/s00115-016-0185-y

Deutsche Gesellschaft für Allgemeinmedizin und Familienmedizin e.V. (2019). *Pflegende Angehörige von Erwachsenen – S3 Leitlinie* (AWMF-Register-Nr. 053-006, DEGAM-Leitlinie Nr. 6). Verfügbar unter: https://register.awmf.org/de/leitlinien/detail/053-006

Diamond, A.L., Callison, R.C., Shokri, J., Cruz-Flores, S. & Kinsella, L.J. (2005) Paroxysmal sympathetic storm. *Neurocritical Care, 2*(3), 288–291. https://doi.org/10.1385/NCC:2:3:288

Dikmen, S.S., Machamer, J.E., Winn, H.R., Anderson, G.D., Temkin, N.R. (2000). Neuropsychological effects of valproate in traumatic brain injury: A randomized trial. *Neurology, 54*(4), 895–902. https://doi.org/10.1212/WNL.54.4.895

Dobkin, B.H. (2005). Rehabilitation and functional imaging dose-response trajectories for clinical trials. *Neurorehabilitation and Neural Repair, 19,* 276–282. https://doi.org/10.1177/1545968305281892

Doman, G., Wilkinson, R., Dimancescu, M.D. & Pelligra, R. (1993). The effect of intense multi-sensory stimulation on coma arousal and recovery. *Neuropsychological Rehabilitation, 3,* 203–212. https://doi.org/10.1080/09602019308401436

Dressler, D., Bhidayasiri, R., Bohlega, S., Chahidi, A., Chung, T.M., Ebke, M. et al. (2017). Botulinum toxin therapy for treatment of spasticity in multiple sclerosis: Review and recommendations of the IAB-interdisciplinary working group for movement disorders task force. *Journal of Neurology, 264,* 112–120. https://doi.org/10.1007/s00415-016-8304-z

Dziewas, R., Busse, O., Glahn, J., Grond, M., Hamann, G.F., Ickenstein, G.W. et al. (2013). FEES auf der Stroke-Unit. *Der Nervenarzt, 6,* 705–708.

Edwards, N.E. & Beck, A.M. (2002). Animal-assisted therapy and nutrition in Alzheimer's disease. *Western Journal of Nursing Research, 24*(6), 697–712. https://doi.org/10.1177/019394502320555430

Ertzgaard, P., Campo, C. & Calabrese, A. (2017). Efficacy and safety of oral baclofen in the management of spasticity: A rationale for intrathecal baclofen. *Journal of rehabilitation medicine, 49*(3), 193–203. https://doi.org/10.2340/16501977-2211

Feeney, D.M. & Baron, J.C. (1986). Diaschisis. *Stroke, 17*(5), 817–830. https://doi.org/10.1161/01.STR.17.5.817

Feldenkrais, M. (2020). *Verkörperte Weisheit.* Bern: Hogrefe. https://doi.org/10.1024/86065-000

Fissler, P., Küster, O.C., Laptinskaya, D., Loy, L.S., Arnim, C.A.F. von & Kolassa, I.-T. (2018). Jigsaw Puzzling Taps multiple cognitive abilities and is a potential protective Factor for Cognitive Aging. *Frontiers in Aging Neuroscience, 10,* 299. https://doi.org/10.3389/fnagi.2018.00299

Gaetani, L., Blennow, K., Calabresi, P., Di Filippo, M., Parnetti, L. & Zetterberg, H. (2019). Neurofilament light chain as a biomarker in neurological disorders. *Journal of Neurology, Neurosurgery & Psychiatry, 90*(8), 870–881. https://doi.org/10.1136/jnnp-2018-320106

Giacino, J.T., Ashwal, S., Childs, N., Cranford, R., Jennett, B., Katz, D.I. et al. (2002). The minimally conscious state. Definition and diagnostic criteria. *Neurology, 58,* 349–353. https://doi.org/10.1212/WNL.58.3.349

Giacino, J.T. & Kalmar, K. (2004). *CRS-R – Coma recovery scale revised. Administration and scoring guidelines.* JFK Medical Center: Solaris Health Systems.

Gianutsos, R. (1990). Response system analysis: What the neuropsychologist can contribute to the rehabilitation of individuals emerging from coma. *Neuropsychological Review, 1,* 21–30. https://doi.org/10.1007/BF01108857

Giles, G.M., Scott, K. & Manchester, D. (2013). Staff-reported antecedents to aggression in a post-acute brain injury treatment program: What are they and what implications do they have for treatment? *Neuropsychological Rehabilitation, 23*(5), 732–754. https://doi.org/10.1080/09602011.2013.805147

Gill-Thwaites, H. & Munday, R. (1999). The Sensory Modality Assessment and Rehabilitation Technique (SMART): A comprehensive and integrated assessment and treatment protocol for the vegetative states and minimally responsive patient. *Neuropsychological Rehabilitation, 9,* 305–320. https://doi.org/10.1080/096020199389392

Gjelsvik, B.E. (2017). *Die Bobath-Therapie in der Erwachsenenneurologie.* Stuttgart: Thieme.

Hartje, W., Lux, S., Reich, C. & Nagel, C.C. (2012). *Verbaler Gedächtnistest (VGT). Bielefelder Kategorielle Wortlisten.* Bern: Huber.

Heaton, R.K. (1981). *Winsonsin Card Sorting Test (WCST).* Odessa: Psychological Assessment Ressources.

Heck, G., Steidler-Bächler, G. & Schmidt, T. (2000). Early Functional Abilities (EFA). Eine Skala zur Evaluation von Behandlungsverläufen in der neurologischen Frührehabilitation. *Neurologische Rehabilitation, 6*(3), 125–133.

Heim, E. (1985). *Praxis der Milieutherapie.* Berlin: Springer. https://doi.org/10.1007/978-3-642-69846-0

Heindorf, R., Müller, S.V. & Zieger, A. (2007). Evidenzbasierte neuropsychologische Therapie in der neurologischen Frührehabilitation von komatösen und apallischen Patienten. *Zeitschrift für Neuropsychologie, 18*(1), 29–39. https://doi.org/10.1024/1016-264X.18.1.29

Heinrizi, A., Keller, I. & Weiß, T. (2016). *Wirksamkeit auditiver Stimulation bei der Behandlung von visuellem und auditivem Neglect.* Friedrich-Schiller-Universität Jena: Lehrstuhl für Biologische und Klinische Psychologie.

Hesse, S., Werner, C., Bardeleben, A. & Quentin, B. (2006). Laufbandtherapie mit Gewichtsentlastung: Einfluss der Trainingsparameter Gewichtsentlastung, Geschwindigkeit und Steigung auf das Gehen hemiparetischer Patienten. *Physioscience, 2*(3), 117–123. https://doi.org/10.1055/s-2006-926989

Hesse, S., Werner, C., Pohl, M., Mehrholz, J., Puzich, U. & Krebs, H.I. (2008). Mechanical arm trainer for the treatment of the severely affected arm after a stroke: a single-blinded randomized trial in two centers. *American journal of physical medicine & rehabilitation, 87*(10), 779–788. https://doi.org/10.1097/PHM.0b013e318186b4bc

Hildebrandt, H. (2002). Neuropsychologische Frührehabilitation. Ein differenzielles Behandlungskonzept für schwerstbeeinträchtigte Patienten. *Zeitschrift für Neuropsychologie, 13*(2), 91–110. https://doi.org/10.1024//1016-264X.13.2.91

Hofer, D., Kober, S.E., Reichhert, J.L., Krenn, M., Farveleder, K., Grieshofer, P. et al. (2014). Spezifische Effekte von EEG-basiertem Neurofeedbacktraining auf kognitive Leistungen nach einem Schlaganfall. *Lernen und Lernstörung, 3*(4), 140–149. https://doi.org/10.1024/2235-0977/a000078

Högl, S. (2006). *Transzendenzerfahrungen. Nahtod-Erlebnisse im Spiegel von Wissenschaft und Religion. Dissertation.* Marburg: Tectum Verlag.

Honda, T. (1999). Rehabilitation of executive function impairments after stroke. *Topics in Stroke Rehabilitation, 6*(1), 15–22. https://doi.org/10.1310/CN46-B2WU-NGVN-37YJ

Horn, S.D., Corrigan, J.D., Bogner, J., Hammond, F.M., Seel, R.T., Smout, R.J. et al. (2015). Traumatic brain injury – Practice based evidence study: Design and patients, centers, treatments, and outcomes. *Archives of Physical Medicine and Rehabilitation, 96*(8 Suppl.), 178–196. https://doi.org/10.1016/j.apmr.2014.09.042

Husebo, B.S., Ballard, C. & Aarsland, D. (2011). Pain treatment of agitation in patients with dementia: A systematic review. *International Journal of Geriatric Psychiatry, 26,* 1012–1018. https://doi.org/10.1002/gps.2649

InEK gGmbH. (2019). *G-DRG Fallpauschalenkatalog 2020.* Bamberg: Mediengruppe Oberfranken.

Ivanhoe, C.B. & Hartmann, E.T. (2004). Clinical caveats on medical assessment and treatment of pain after TBI. *Journal of Head Trauma Rehabilitation, 19*(1), 29–39. https://doi.org/10.1097/00001199-200401000-00004

Jennett, B. & Bond, M. (1975). Assessment of outcome after severe brain damage. *Lancet, 1*(7905), 480–484.

Jochims, S. (2005). *Musiktherapie in der Neurorehabilitation*. Bad Honnef: Hippocampus.
Keller, I. & Garbacenkaite, R. (2015). Neurofeedback in three patients in the state of unresponsive wakefulness. *Applied Psychophysiological Biofeedback, 40*(2), 111–118. https://doi.org/10.1007/s10484-015-9296-7
Kemper, B. & Bach, A. (2005). Ein Therapiemodell zur frühen sprachlichen Aktivierung schwerst hirnverletzter Patienten. *Neurologie & Rehabilitation, 11*, 336–341.
Kerkhoff, G., Bucher, L., Brasse, M., Leonhart, E., Holzgraefe, M., Völzke, V. et al. (2014). Smooth pursuit „bedside" training reduces disability and unawareness during the activities of daily living in neglect: A randomized controlled trial. *Neurorehabilitation and Neural Repair, 28*(6), 554–563. https://doi.org/10.1177/1545968313517757
Kern, H. (2014). Funktionelle Elektrostimulation Paraplegischer Patienten. *European Journal of Translational Myology, 24*(2), 2940.
Kita, M. & Goodkin, D.E. (2000). Drugs used to treat spasticity. *Drugs, 59*(3), 487–495. https://doi.org/10.2165/00003495-200059030-00006
Kolster, F. (2008). Handlungsorientierte Diagnostik und Therapie. In C. Scheepers (Hrsg.), *Vom Behandeln zum Handeln* (3. Auflage, S. 375–378). Stuttgart: Thieme.
Königs, M., Beurskens, E., Snoep, L., Scherder, E.J. & Oosterlaan, J. (2018). the effects of timing and intensity of neurorehabilitation on functional outcome after traumatic brain injury: A systematic review & meta-analysis. *Archives of Physical Medicine and Rehabilitation, 8*, 35–71. https://doi.org/10.1016/j.apmr.2018.01.013
Kotchoubey, B., Pavlov, Y.G. & Kleber, B. (2015). Music in research and rehabilitation of disorders of consciousness: Psychological and neurophysiological foundations. *Frontiers in Psychology, 6*, 1763–1778. https://doi.org/10.3389/fpsyg.2015.01763
Kovesdi, E., Gyorgy, A.B., Kwon, S.K.C., Wingo, D.L., Kamnaksh, A., Long, J.B. et al. (2011). The effect of enriched environment on the outcome of traumatic brain injury; a behavioral, proteomics, and histological study. *Frontiers in Neuroscience, 5*, 42. https://doi.org/10.3389/fnins.2011.00042
Krakauer, J.W., Carmichael, S.J., Corbett, D. & Wittenberg, G.F. (2012). Getting neurorehabilitation right: What can be learned from animal models? *Neurorehabilitation and Neural Repair, 26*(8), 923–931. https://doi.org/10.1177/1545968312440745
Krakauer, J.W. & Cortes, J.C. (2018). A non-task-oriented approach based on high-dose playful movement exploration for rehabilitation of the upper limb early after stroke: A proposal. *Neurological Rehabilitation, 43*(1), 31–40. https://doi.org/10.3233/NRE-172411
Kratz, T. & Wallesch, C.W. (2001). Pathologisches Lachen und Weinen. *Fortschritte der Neurologie und Psychiatrie, 69*(8), 353–358. https://doi.org/10.1055/s-2001-16512
Lal, S., Merbitz, C.P. & Gripp, J.C. (1988). Modification of function in a head injury patient with Sinemet. *Brain Injury, 2*, 225–233. https://doi.org/10.3109/02699058809150946
Lane-Brown, A.T. & Tate, R.L. (2009). Apathy after acquired brain impairment: A systematic review of non-pharmacological interventions. *Neuropsychological Rehabilitation, 19*(4), 481–516. https://doi.org/10.1080/09602010902949207
Langhorn, L., Sorensen, C. & Pedersen, P.U. (2010). A critical review of the literature on early rehabilitation of patients with post-traumatic amnesia in acute care. *Journal of Clinical Nursing, 19*, 2959–2969. https://doi.org/10.1111/j.1365-2702.2010.03330.x
Larson, E.B. & Zollman, F.S. (2010). The effect of sleep medications on cognitive recovery from traumatic brain injury. *The Journal of Head Trauma Rehabilitation, 25*(1), 61–67. https://doi.org/10.1097/HTR.0b013e3181c1d1e1
Laureys, S., Celesia, G.G., Cohadon, F., Lavrijsen, J., León-Carrión, J., Sannita, W.G. et al. (2010). Unresponsive wakefulness syndrome: A new name for the vegetative state or

apallic syndrome. *BioMed Central Medicine, 8,* 68. https://doi.org/10.1186/1741-7015-8-68

Leifert, G. (1998). Neuropsychologie in der Frührehabilitation Hirngeschädigter. In E. Kasten, G. Schmid & R. Eder (Hrsg.), *Effektive neuropsychologische Behandlungsmethoden* (S. 39–63). Bonn: Deutscher Psychologen Verlag.

Losier, B.J. & Klein, R.M. (2001). A review of the evidence for a disengage deficit following parietal lobe damage. *Neuroscience & Biobehavioral Reviews, 25*(1), 1–13. https://doi.org/10.1016/S0149-7634(00)00046-4

Lück, M. (2016). *Early Rehabilitation Bedside Screening Equipment (ERBSE). Manual und Materialsammlung für ein neuropsychologisches Funktions-Screening auf der Intensivstation und in der neurologischen Frührehabilitation.* Dortmund: Verlag modernes lernen GmbH & Co. KG.

Lulé, D., Häcker, S., Ludolph, A., Birbaumer, N. & Kübler, A. (2011). Depression und Lebensqualität bei Patienten mit Amyotropher Lateralsklerose. *Deutsches Ärzteblatt, 105*(23), 397–403.

Magee, W.L., Siegert, R.J., Taylor, S.M., Daveson, B.A. & Lenton-Smith, G. (2014). Music Therapy Assessment Tool for Awareness in Disorders of Consciousness (MATADOC). *Neuropsychological Rehabilitation, 24*(1), 101–124. https://doi.org/10.1080/09602011.2013.844174

Maggio, M.G., Torrisi, M., Buda, A., De Luca, R., Piazzitta, D., Cannavò, A. et al. (2019). Effects of robotic neurorehabilitation through Lokomat plus Virtual Reality on cognitive function in patients with traumatic brain injury: A retrospective case-control study. *International Journal of Neuroscience, 130*(2), 1–11. https://doi.org/10.1080/00207454.2019.1664519

Manly, T., Heutink, J., Davison, B., Gaynord, B., Greenfield, E., Parr, A. et al. (2004). „Content free cueing" and maintenance of attentive control. *Neuropsychological Rehabilitation, 14*(1–2), 89–116. https://doi.org/10.1080/09602010343000110

Marshman, L., Jakabek, D., Hennessy, M., Quirk, F. & Guazzo, E.P. (2013). Post-traumatic amnesia. *Journal of Clinical Neuroscience, 20,* 1475–1481. https://doi.org/10.1016/j.jocn.2012.11.022

Mart, F., Williams Roberson, S., Salas, B., Pandharipande, P.P. & Ely, E.W. (2021). Prevention and management of delirium in the intensive care unit. *Seminars in Respiratory and Critical Care Medicine, 42*(1), 112–126. https://doi.org/10.1055/s-0040-1710572

Maurer-Karattup, P. (2005). *Instrument zur Differentialdiagnostik von Bewusstseinsstörungen (IDB) - Entwicklung und Validierung. Dissertation.* Tübingen: Universitätsbibliothek. Verfügbar unter: https://publikationen.uni-tuebingen.de/xmlui/handle/10900/49560

McDonald, M.W., Hayward, K., Rosbergen, I.C.M., Jeffers, M.S. & Corbett, D. (2016). Is environmental enrichment ready for clinical application in human post-stroke rehabilitation? *Frontiers of Behavioral Neuroscience, 12*(135), 1–16. https://doi.org/10.3389/fnbeh.2018.00135

McDowell, S., Whyte, J. & D'Esposito, M. (1998). Differential effect of a dopaminergic agonist on prefrontal function in traumatic brain injury patients. *Brain, 121*(6), 1155–1164. https://doi.org/10.1093/brain/121.6.1155

Melchers, P. & Preuß, U. (2009). *Kaufman Assessment Battery for Children (K-ABC).* Frankfurt am Main: Pearson Assessment.

Melnick, M.D., Tadin, D. & Huxlin, K. (2016). Relearning to see in cortical blindness. *Neuroscientist, 22*(2), 199–212. https://doi.org/10.1177/1073858415621035

Menzel-Begemann, A. (2010). *Handlungsorganisation und Tagesplanung (HOTAP). Testverfahren zur Erfassung der Planungsfähigkeit im Alltag.* Göttingen: Hogrefe.

Meyer, J.E. & Meyers, K.R. (1995). *Rey Complex Figure Test and Recognition Trial (FCFT).* Lutz, FL: PAR.

Müller, T. (2016). Die hirnverletzte Beziehung – Neurorehabilitationspsychologische Beratung und Therapie von Paaren und Familien. *Fortschritte der Neurologie und Psychiatrie, 84*(12), 739–747. https://doi.org/10.1055/s-0042-117278

Müller, T. (2017). Kognitive und neuropsychiatrische Frührehabilitation – neuropsychologische und milieutherapeutische Behandlungsansätze. *Therapeutische Umschau, 74*(9), 471–477. https://doi.org/10.1024/0040-5930/a000944

Müller, S.V. & Schiering, I. (2019). Per App zur Inklusion. *Fachmagazin Not, 5,* 60–66.

Müller, T. & Schomburg, R. (2019). Neuropsychiatrische Rehabilitation. *Psychiatrie und Neurologie, 4,* 4–8.

Murry, J.S., Hoang, D.M., Barmparas, G., Harada, M.Y., Bukur, M., Bloom, M.B. et al. (2016). Prospective evaluation of early propranolol after traumatic brain injury. *Journal of surgical research, 200*(1), 221–226. https://doi.org/10.1016/j.jss.2015.06.045

Northmann, M.A. (2017). Ursachen, Lebenserwartung und Todesursachen bei Menschen mit erworbener Querschnittlähmung (Unveröffentlichte Dissertation). Universität zu Lübeck.

Olsson-Ozanne, A.G., Strang, S. & Persson, L.I. (2011). Quality of life, anxiety and depression in ALS patients and their next of kin. *Journal of Clinical Nursing, 20*(1–2), 283–290. https://doi.org/10.1111/j.1365-2702.2010.03509.x

Otterstedt, C. (2005). *Der nonverbale Dialog.* Basel: SolArgent Media, Division of Borgmann Holding AG.

Owen, A., Coleman, M., Boly, M., Davis, M.H., Laureys, S. & Pickard, J.D. (2006). Detecting awareness in the vegetative state. *Science, 313,* 1402–1406. https://doi.org/10.1126/science.1130197

Pachet, A., Friesen, S., Winkelaar, D. & Gray, S. (2003). Beneficial behavioural effects of lamotrigine in traumatic brain injury. *Brain injury, 17*(8), 715–722. https://doi.org/10.1080/0269905031000110445

Pape, T.L., Rosenhow, J.M., Steiner, M., Parrish, T., Guernon, A., Harton, B. et al. (2015). Placebo-controlled trial of familiar auditory sensory training for acute severe traumatic brain injury: A preliminary report. *Neurorehabilitation and Neural Repair, 29*(6), 537–547. https://doi.org/10.1177/1545968314554626

Peschke, V. (2007). *Burgauer Bedside Screening (BBS) und Burgauer Verhaltensbeobachtung (BVB).* Verfügbar unter: http://psydat.de/bbs/index.html

Plantier, D., Luauté, J. & SOFMER group. (2016). Drugs for behavior disorders after traumatic brain injury: Systematic review and expert consensus leading to French recommendations for good practice. *Annals of Physical Rehabilitative Medicine, 59*(1), 42–57. https://doi.org/10.1016/j.rehab.2015.10.003

Pohl, M., Bertram, M., Bucka, C., Hartwich, M., Jöbges, M., Ketter, G. et al. (2016). Rehabilitationsverlauf von Patienten in der neurologisch-neurochirurgischen Frührehabilitation. *Der Nervenarzt, 87*(6), 634–644. https://doi.org/10.1007/s00115-016-0093-1

Pothmann, R. (Hrsg.). (2010). *TENS: Transkutane elektrische Nervenstimulation in der Schmerztherapie.* Stuttgart: Haug.

Prigatano, G.P. (2005). Disturbances of self-awareness and rehabilitation of patients with traumatic brain injury: A 20-year perspective. *Journal of Head Trauma Rehabilitation, 20* (1), 19–29. https://doi.org/10.1097/00001199-200501000-00004

Prigatano, G.P., Fordyce, D.J., Zeiner, H.K., Roueche, J.R., Pepping, M. & Wood, B.C. (1984). Neuropsychological rehabilitation after closed head injury in young. *Journal of Neurology, Neurosurgery, and Psychiatry, 47,* 505–513. https://doi.org/10.1136/jnnp.47.5.505

Prosiegel, M. (1988). Beschreibung der Patientenstichprobe einer neuropsychologischen Rehabilitationsklinik. In D. von Cramon & J. Zihl (Hrsg.), *Neuropsychologische Rehabilitation. Grundlagen – Diagnostik – Behandlungsverfahren* (S. 386–398). Berlin: Springer.

Ramachandran, V.S. & Rogers-Ramachandran, D. (2019). Mirror feedback assisted recovery from hemiparesis following stroke. In Reply Morkisch et al.: How to perform mirror therapy after stroke? Evidence from a meta-analysis. *Restorative Neurology and Neuroscience, 37,* 437–443.

Rapoport, M.J., Chan, F., Lanctot, K., Herrmann, N., McCullagh, S. & Feinstein, A. (2008). An open-label study of citalopram for major depression following traumatic brain injury. *Journal of psychopharmacology, 22*(8), 860–864. https://doi.org/10.1177/0269881107083845

Raven, J.C. (1976). *Coloured Progressive Matrices (CPM).* San Antonio: Harcourt Assessment.

Reitan, R.M. (1992). *Trail Making Test: Manual for administration and scoring.* Tucson, AZ: Reitan Neuropsychology Laboratory.

Rheinberg, F. (1989). *Zweck und Tätigkeit – Motivationspsychologische Analysen zur Handlungsveranlassung.* Göttingen: Hogrefe.

Rief, W. & Birbaumer, N. (Hrsg.). (2010). *Biofeedback: Grundlagen, Indikationen, Kommunikation, praktisches Vorgehen in der Therapie.* Stuttgart: Schattauer.

Riley, G.A., Sotiriou, D. & Jaspal, S. (2004). Which is more effective in promoting implicit and explicit memory: The method of vanishing cues or errorless learning without fading? *Neuropsychological Rehabilitation, 14*(3), 257–283. https://doi.org/10.1080/09602010343000057

Robinson, R.G., Jorge, R.E., Clarence-Smith, K. & Starkstein, S. (2009). Double-blind treatment of apathy in patients with poststroke depression using Nefiracetam. *Journal of Neuropsychiatry and Clinical Neuroscience, 21*(2), 144–151. https://doi.org/10.1176/jnp.2009.21.2.144

Roesner, M., Beyer, J., Dohm, C.P., Elsner, M., Groß, M., Meyer, A. et al. (2019). Neurologisch-neurochirurgische Frührehabilitation in den Bundesländern Niedersachsen und Bremen. *Fortschritte der Neurologie-Psychiatrie, 87*(4), 246–254. https://doi.org/10.1055/a-0849-9670

Rollnik, J.D., Bertram, M., Bucka, C., Hartwich, M., Jöbges, M., Ketter, G. et al. (2017). Outcome of neurological early rehabilitation patients carrying multi-drug resistant bacteria. *BMC Neurology, 17*(53), 1–5. https://doi.org/10.1186/s12883-017-0833-2

Schindler, I., Kerkhoff, G., Karnath, H.-O., Keller, I. & Goldenberg, G. (2002). Neck muscle vibration induces lasting recovery in spatial neglect. *Journal of Neurology, Neurosurgery and Psychiatry, 73,* 412–419. https://doi.org/10.1136/jnnp.73.4.412

Schnakers, C., Perrin, F., Schabus, M., Majerus, S., Ledoux, D., Damas, P. et al. (2008). Voluntary brain processing in disorders of consciousness. *Neurology, 71,* 1614–1620. https://doi.org/10.1212/01.wnl.0000334754.15330.69

Schönle, P.W. (1995). Der Frühreha-Barthel-Index (FRB) – eine frührehabilitationsorientierte Erweiterung des Barthel-Index. *Rehabilitation, 34,* 69–73.

Schönle, P.W., Busch, E.W., Ebke, M., Knecht, S., Riecker, A., Dechant, K. et al. (2015). Qualitätsstandards in der Neurologisch-Neurochirurgischen Frührehabilitation. *Neurologische Rehabilitation, 21*(4), 185–194.

Senger, D. & Erbguth, R. (2017). Critical-Illness-Myopathie und -Polyneuropathie. *Klinische Intensivmedizin und Notfallmedizin, 112*(7), 589–596. https://doi.org/10.1007/s00063-017-0339-0

Shiel, A., Wilson, B. A., McLellan, L., Horn, S. & Watson, M. (2000). *The Wessex Head Injury Matrix (WHIM)*. Bury St Edmunds: Thames Valley Test Company.

Sibaei, A., Schmitz, M., Foppe, B., Frank, A. & Movahedian, M. (2013). Entdecken der kognitiven Funktionen bei Patienten mit Bewusstseinsstörungen und Aphasie: wie effektiv sind die neuropsychologischen Assessments? *Neurologie und Rehabiliation, 6,* 348.

Siddall, O. R. M. (2005). Use of methylphenidate in traumatic brain injury. *Annals of Pharmacotherapy, 39*(7–8), 1309–1313. https://doi.org/10.1345/aph.1E637

Slade, A., Tennant, A. & Chamberlain, M. A. (2002). A randomized controlled trial to determine the effect of intensity of therapy upon length of stay in a neurological rehabilitation setting. *Journal of Rehabilitative Medicine, 34,* 260–266. https://doi.org/10.1080/165019702760390347

Sponagl, R. (2012). *Vergleich eines hochfrequenten mit einem niederfrequenten Aufmerksamkeitstraining in der Frühphase nach erworbener Hirnschädigung* (Unveröffentlichte Bachelorarbeit). Universität Ulm.

Stenberg, M., Godbolt, A. K., Nygren De Boussard, C., Levi, R. & Stålnacke, B. M. (2015). Cognitive impairment after severe traumatic brain injury, clinical course and impact on outcome: a Swedish-Icelandic study. *Behavioural Neurology, 5,* 35–47. https://doi.org/10.1155/2015/680308

Sturm, W. (2012). Diagnostik und Therapie bei Aufmerksamkeitsstörungen. In H.-C. Diener (Hrsg.), *Leitlinien für Diagnostik und Therapie in der Neurologie* (5. Auflage, S. 1096–1112). Stuttgart: Thieme.

Stuss, D. T., Binns, M. A., Carruth, F. G., Levine, B., Brandys, C. E., Moulton, R. J. et al. (1999). The acute period of recovery from traumatic brain injury: Posttraumatic amnesia or posttraumatic confusional state? *Journal of Neurosurgery, 90*(4), 635–643. https://doi.org/10.3171/jns.1999.90.4.0635

Taub, E., Uswatte, G. & Pidikiti, R. (1999). Constraint-induced movement therapy: A new family of techniques with broad application to physical rehabilitation – a clinical review. *Journal of rehabilitation research and development, 36*(3), 237–251.

Teasdale, G. & Jennett, B. (1974). Assessment of coma and impaired consciousness: A practical scale. *Lancet, 2*(7872), 81–84.

Tewes, U. (1991). *Hamburg-Wechsler Intelligenztest für Erwachsene Revision (HAWIE-R)*. Bern: Huber.

Thöne-Otto, A. et al. (2020). Diagnostik und Therapie von Gedächtnisstörungen bei neurologischen Erkrankungen – S2e Leitlinie. In Deutsche Gesellschaft für Neurologie (Hrsg.), *Leitlinien für Diagnostik und Therapie in der Neurologie*. Verfügbar unter: www.dgn.org/leitlinien

Thomas, H., Feyz, M., LeBlanc, J., Brosseau, J., Champoux, M. C., Christopher, A. et al. (2003). North Star Project. Reality orientation in an acute care setting for patients with traumatic brain injuries. *Journal of Head Trauma Rehabilitation, 18*(3), 292–302. https://doi.org/10.1097/00001199-200305000-00007

Tucha, O. & Lange, K. W. (2004). *Turm von London (TL-D)*. Göttingen: Hogrefe.

Urbenjapohl, P., Jitpanya, C. & Khaoropthum, S. (2009). Effects of the sensory stimulation program on recovery in unconscious patients with traumatic brain injury. *Journal of Neuroscience Nursing, 41*(3), E10-E16. https://doi.org/10.1097/JNN.0b013e3181a23e94

van Reekum, R., Stuss, D.T. & Ostrander, L. (2005). Apathy: Why care? *Journal of Neuropsychiatry and Clinical Neuroscience, 17*(1), 7–19. https://doi.org/10.1176/jnp.17.1.7

Vanhoecke, J. & Hariz, M. (2017). Deep brain stimulation for disorders of consciousness: Systematic review of cases and ethics. *Brain Stimulation, 10*(6), 1013–1023. https://doi.org/10.1016/j.brs.2017.08.006

Vansteensel, M., Pels, E., Bleichner, M.G., Branco, M.P., Denison, T., Freudenburg, Z.V. et al. (2016). Fully implanted brain-computer interface in a locked-in patient with ALS. *New England Journal of Medicine, 375*(21), 2060–2066. https://doi.org/10.1056/NEJMoa1608085

van Wijk, R., Cumming, T., Churilov, L., Donnan, G. & Bernhardt, J. (2012). An early mobilization protocol successfully delivers more and earlier therapy to acute stroke patients: Further results from phase II of AVERT. *Neurorehabilitation and Neural Repair, 26,* 20–26. https://doi.org/10.1177/1545968311407779

Wade, D.T. & Hewer, R.L. (1987). Functional abilities after stroke: measurement, natural history and prognosis. *Journal of Neurology, Neurosurgery & Psychiatry, 50*(2), 177–182. https://doi.org/10.1136/jnnp.50.2.177

Ward, A.B. (2002). A summary of spasticity management – A treatment algorithm. *European journal of neurology, 9,* 48–52. https://doi.org/10.1046/j.1468-1331.2002.0090s1048.x

Wedel-Parlow, F.-K. von, Gehring, K. & Kutzner, M. (2010). Neurologische Frührehabilitation. In P. Frommelt & H. Lösslein (Hrsg.), *Neurorehabilitation* (S. 499–556). Stuttgart: Springer.

Weiller, C., Chollet, F., Friston, K.J., Wise, J.S. & Frackowiak, R.S. (1992). Functional reorganization of the brain in recovery from striatocapsular infarction in man. *Annals of Neurology, 31*(5), 463–472. https://doi.org/10.1002/ana.410310502

Weir, N., Doig, E.J., Fleming, J.M., Wiemers, A. & Zemljic, C. (2006). Objective and behavioural assessment of the emergence from post-traumatic amnesia (PTA). *Brain Injury, 20*(9), 927–935. https://doi.org/10.1080/02699050600832684

Welsh, K.A., Butters, N., Mohs, R.C., Beekly, D., Edland, S., Fillenbaum, G. et al. (1994). The consortium to establish a registry for Alzheimer's disease (CERAD). Part V. A normative study of the neuropsychological battery. *Neurology, 44*(4), 609–614.

WHO (World Health Organization). (2005). *International Classification of Functioning, Disability and Health (ICF).* Verfügbar unter: https://icd.who.int/dev11/l-icf/en■iTnz■

Wild, K. von & Janzik, H.H. (1990). *Neurologische Frührehabilitation.* München: Zuckschwerdt.

Willis, T.J. & LaVigna, G.W. (2003). The safe management of physical aggression using multi-element positive practices in community settings. *Journal of Head Trauma Rehabilitation, 18*(1), 75–87. https://doi.org/10.1097/00001199-200301000-00008

Wilson, B.A. (1999). *Case studies in neuropsychological rehabilitation.* New York: Oxford University Press.

Wilson, B.A., Baddeley, A., Shiel, A. & Patton, G. (1992). How does post-traumatic amnesia differ from the amnesic syndrome and from chronic memory impairment? *Neuropsychological Rehabilitation, 2*(3), 231–243. https://doi.org/10.1080/09602019208401410

Wilson, B.A., Cockburn, J. & Baddeley, A.D. (1985). *The Rivermead Behavioral Memory Test.* Bury, St. Edmunds: Thames Valley.

Wilson, B.A., Cockburn, J. & Halligan, P. (1987). *Behavioral inattention test manual.* Fareham, Hants: Thames Valley.

Wilson, B.A., Emslie, H., Quirk, K. & Evans, J. (1999). George: Learning to live independently with NeuroPage®. *Rehabilitation Psychology, 44*, 284–296. https://doi.org/10.1037/0090-5550.44.3.284

Wilson, B.A., Gracey, F., Evans, J.J. & Bateman, A. (2009). *Neuropsychological rehabilitation – Theory, models, therapy and outcome*. Cambridge: Cambridge University Press. https://doi.org/10.1017/CBO9780511581083

Wilson, B.A., Herbert, C.M. & Shiel, A. (2003). *Behavioural approaches to neuropsychological rehabilitation – Optimising rehabilitation procedures*. Hove: Psychology Press.

Wood, R.L., Winkowski, T.B., Miller, J.L., Tierney, L. & Goldman, L. (1992). Evaluating sensory regulation as a method to improve awareness in patients with altered states of consciousness: A pilot study. *Brain Injury, 6*(5), 411–418. https://doi.org/10.3109/02699059209008137

Zaninotto, A.L., El-Hagrassy, M.M., Green, J.R., Babo, M., Paglioni, V.M., Benute, G.G. et al. (2019). Transcranial direct current stimulation (tDCS) effects on traumatic brain injury (TBI) recovery: A systematic review. *Dementia & Neuropsychologia, 13*(2), 172–179. https://doi.org/10.1590/1980-57642018dn13-020005

Zhu, X.L., Poon, W.S., Chan, C.C. & Chan, S.S. (2007). Does intensive rehabilitation improve the functional outcome of patients with traumatic brain injury (TBI)? A randomized controlled trial. *Brain Injury, 21*(7), 681–690. https://doi.org/10.1080/02699050701468941

Zieger, A. (2002). Förderung von Handlungskompetenz in der Neuropsychologischen Frührehabilitation – ein neues Konzept? *Zeitschrift für Neuropsychologie, 13*(2), 119–121. https://doi.org/10.1024//1016-264X.13.2.119

Zihl, J. (2011). Neglect und Balint-Syndrom. In J. Lehrner, G. Pusswald, E. Fertl, W. Strubreither & I. Kryspin-Exner (Hrsg.), *Klinische Neuropsychologie. Grundlagen – Diagnostik – Rehabilitation* (S. 533–539). Wien: Springer.

Zimmermann, P. & Fimm, B. (2009). *Testbatterie zur Aufmerksamkeitsprüfung (TAP)*. Herzogenrath: Psytest.

Zitierte PC-Programme

- Cogniplus: www.schuhfried.com/de/cogniplus
- Cogpack: www.paedboutique.de/cogpack.php
- Preier Neurosoft: www.preier-neurosoft.com/Trainingsprogramme/Neglect-Therapie
- Rehacom: www.hasomed.de/produkte/rehacom
- Rigling: www.rigling.de

10 Glossar

BG
Berufsgenossenschaft

CCT
craniale Computertomographie, Röntgenaufnahme der Hirnstrukturen

CIM
critical-illness Myopathie, Muskelschwäche nach schwerer Erkrankung

CIP
critical-illness Polyneuropathie, Nervenschädigung nach schwerer Erkrankung

DAT
diffuses axonales Trauma, Schädigung der zentralnervösen Nervenfasern durch Scherkräfte

DRG
Diagnosis Related Groups, Fallpauschalen-Berechnung der Krankenkassen

DTI
Diffusion-Tensor-Imaging, Abbildung von zentralnervösen Nervenbahnen

EEG
Elektro-Encephalogramm, Hirnstrom-Messung

EP
evozierte Potentiale, durch wiederholte Reizung werden spezifische Verarbeitungszeichen im EEG abbildbar (akustisch: AEP, visuell: VEP)

FES
funktionelle elektrische Stimulation

FEES
flexible endoscopic evaluation of swallowing, endoskopische Schluckuntersuchung

FIM
functional independence measure, Skala zur Beurteilung der Selbständigkeit

FIS
functionally interactive state, Zustand von bewusster Interaktion (Objektgebrauch und/oder Kommunikation) mit der Umwelt, auch „emergence from MCS" (eMCS)

fMRT
funktionelle Magnetresonanz-Tomographie, Kernspin-Abbildung von aktiven Hirnarealen

FRB
Frühreha-Barthel-Index zur Beurteilung der Selbständigkeit/Pflegebedürftigkeit

GBS
Guillain-Barré-Syndrom, Autoimmunerkrankung des peripheren Nervensystems

GCS
Glasgow Coma Scale zur Beurteilung der Reagibilität von „Koma" bis „leicht verwirrte Bewusstseinslage"

GOS
Glasgow Outcome Scale zur Beurteilung des Behinderungsgrades von „Tod" bis „Selbständigkeit im Alltag"

ICB
intracerebrale Blutung

ITS
Intensivstation

MCS
minimally conscious state, minimalbewusster Zustand mit vcrcinzelten gezielten Reaktionen wie Mimik, Blickkontakt oder inkonstantem Befolgen von Aufforderungen

MCS-
minimal responsive ohne Hinweis auf Sprachverarbeitung

MCS+
minimal responsive mit Sprachverständnis

MCS*
minimal responsive covert behavior, Reaktionen werden nur in elektrophysiologischen (EEG) oder bildgebenden Verfahren (fMRT) sichtbar

MDK
medizinischer Dienst der Krankenkassen

MRT
Magnetresonanztomographie

NNRF
neurologisch-neurochirurgische Frührehabilitation

OPS
operanter Prozedurensschlüssel, Kodierungssystem des Leistungscontrollings

OKS
optokinetische Stimulation durch bewegte Reize

PEG
perkutanes endoskopisches Gastrostoma, Zugang zum Verdauungstrakt durch die Bauchdecke

PICS
post-intensive care syndrome, (teilweise chronische) Beeinträchtigungen von Kognition, Emotion und Sensomotorik nach längerer Beatmungsphase

PSH
paroxysmal sympathetic hyperactivity, phasenweise starke Sympathikus-Aktivität

PTA
post-traumatic amnesia, amnestisches Syndrom nach Hirnverletzung

PVS
persistent vegetative state, Wachkoma ohne gezielte Reaktionen auf Umweltreize

RCT
randomized controlled trials, Studie mit Zufallszuweisung und Kontrollgruppe

rTMS
repetitive transkranielle Magnetstimulation, wiederholte Magnetfeld-Impulse auf Hirnareale

SHT
Schädel-Hirn-Trauma

SSEP
somatosensibel evozierte Potentiale

tDCS
transcranial direct current stimulation, transkranielle Gleichstromstimulation

TENS
transkutane elektrische Nervenstimulation

TK
: Trachealkanüle, über Luftröhrenschnitt eingelegter Zugang zum Absaugen von Sekret oder zur Beatmung

TS
: Tracheostoma, Luftröhrenschnitt

UWS
: unresponsive wakefulness state, Zustand reaktionsloser Wachheit, Wachkoma

UK
: unterstützte Kommunikation, Hilfsmittel zur Ermöglichung von Kommunikation

VR
: virtuelle Realität

ZNS
: zentrales Nervensystem